青少年心理自助文库
励志丛书

忧郁

为伊消得人憔悴

栾 燕/著

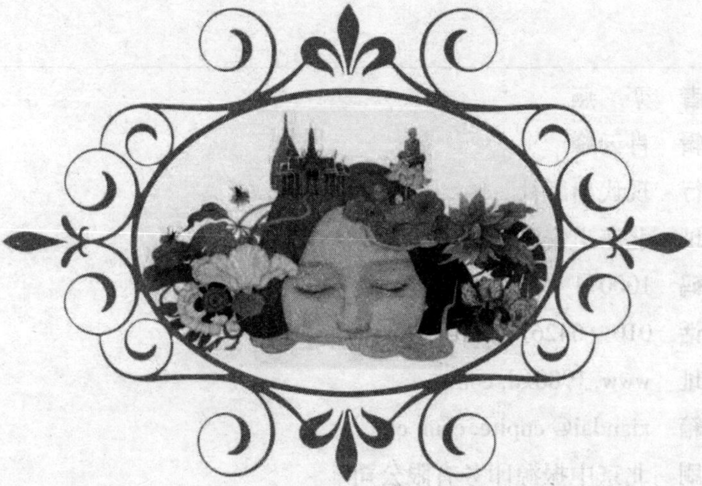

不看清恶，就不会懂得善！
当你走过地狱，就能发现天堂！

中国出版集团 现代出版社

图书在版编目(CIP)数据

忧郁:为伊消得人憔悴 / 栾燕著. —北京 : 现代出版社, 2013.11

(青少年心理自助文库)

ISBN 978-7-5143-1855-5

Ⅰ. ①忧… Ⅱ. ①栾… Ⅲ. ①抑郁症-防治-青年读物
②抑郁症-防治-少年读物 Ⅳ. ①R749.4-49

中国版本图书馆 CIP 数据核字(2013)第 273515 号

作　者	栾　燕
责任编辑	肖云峰
出版发行	现代出版社
通讯地址	北京市安定门外安华里 504 号
邮政编码	100011
电　话	010-64267325 64245264(传真)
网　址	www.1980xd.com
电子邮箱	xiandai@cnpitc.com.cn
印　刷	北京中振源印务有限公司
开　本	710mm×1000mm 1/16
印　张	14
版　次	2019 年 4 月第 2 版 2019 年 4 月第 1 次印刷
书　号	ISBN 978-7-5143-1855-5
定　价	39.80 元

前言

PREFACE

为什么当今的青少年拥有丰富的物质生活却依然不感到幸福、不感到快乐？怎样才能彻底摆脱日复一日地身心疲惫？怎样才能活得更真实更快乐？越是在喧嚣和困惑的环境中无所适从，我们越觉得快乐和宁静是何等的难能可贵。其实“心安处即自由乡”，善于调节内心是一种拯救自我的能力。当我们能够对自我有清醒的认识，对他人能宽容友善，对生活无限热爱的时候，一个拥有强大的心灵力量的你将会更加自信而乐观地面对一切。

青少年是国家的未来和希望。对于青少年的心理健康教育，直接关系到其未来能否健康成长，承担建设和谐社会的重任。作为学校、社会、家庭，不仅要重视文化专业知识的教育，还要注重培养青少年健康的心态和良好的心理素质，从改进教育方法上来真正关心、爱护和尊重青少年。如何正确引导青少年走向健康的心理状态，是家庭，学校和社会的共同责任。心理自助能够帮助青少年解决心理问题、获得自我成长，最重要之处在于它能够激发青少年自觉进行自我探索的精神取向。自我探索是对自身的心理状态、思维方式、情绪反应和性格能力等方面的深入觉察。很多科学研究发现，这种觉察和了解本身对于心理问题就具有治疗的作用。此外，通过自我探索，青少年能够看到自己的问题所在，明确在哪些方面需要改善，从而“对症下药”。

如果说血脉是人的生理生命支持系统的话，那么人脉则是人的社会生命支持系统。常言道“一个篱笆三个桩，一个好汉三个帮”，“一人成木，二人成林，三人成森林”，都是这样说，要想做成大事，必定要有做成大事的人脉网络和人脉支持系统。我们的祖先创造了"人"这个字,可以说是世界上最伟大的发明,是对人类最杰出的贡献。一撇一捺两个独立的个体,相互支撑、相互依存、相互帮助,构成了一个大写的"人","人"字的象形构成,完美地诠释了人的生命意义所在。

人在这个社会上都具有社会性和群体性,"物以类聚,人以群分"就是最好的诠释。每个人都生活在这个世界上,没有人能够独立于世界之外,因此,人自打生下来,身后就有着一张无形的,属于自己的人脉关系网,而随着年龄的增长,这张网也不断地变化着,并且时时刻刻都在发生着变化:一出生,我们身边有亲戚,这就有了家族里面的关系网;一上学,学校里面的纯洁友情,师生情,这样也有了师生之间的关系;参加工作了,有了同事,有了老板,这样也就有产生了单位里的人际关系;除了这些关系之外,还有很多关系:社会上的朋友,一起合作的伙伴……

很多人很多时候觉得自己身边没有朋友,觉得自己势单力薄,还有在最需要帮助的时候,孤立无援,身边没有得力的朋友来搭救自己。这就是没有好好地利用身边的人脉关系。只要你学会了怎么去处理身边的人脉关系,你就会如鱼得水,活得潇洒。

本丛书从心理问题的普遍性着手,分别论述了性格、情绪、压力、意志、人际交往、异常行为等方面容易出现的一些心理问题,并提出了具体实用的应对策略,以帮助青少年读者驱散心灵阴霾,科学调适身心,实现心理自助。

本丛书是你化解烦恼的心灵修养课,可以给你增加快乐的心理自助术。会让你认识到:掌控心理,方能掌控世界;改变自己,才能改变一切。只有实现积极的心理自助,才能收获快乐的人生。

目 录 CONTENTS

第四篇　不让悲观缠住你

第五篇　学会放下，你会得到更多

第六篇　从失败中找寻真理

第七篇　人活着就要有希望

第八篇　虚己,每一天都是清新的

第九篇　用快乐的心态对待人生

第十篇　心中有爱，赶走忧郁

第一篇 认识忧郁症

患忧郁症除了付出严重的感情和社会代价之外，经济代价也是巨大的。

据世界卫生组织统计，忧郁症已成为世界第四大疾患，预计到 2020 年，可能成为仅次于冠心病的第二大疾病。忧郁症是一种常见的心境障碍，可由各种原因引起，以显著而持久的心境低落为主要临床特征，且心境低落与其处境不相称，严重者可出现自杀念头和行为。多数病例有反复发作的倾向，每次发作大多数可以缓解，部分可有残留症状或转为慢性。

忧郁症发病原因与诊断

忧郁症多表现为入睡困难，有时可睡一会儿，但 1～2 小时后即醒，醒后再难入睡。也有的整夜不眠；坐卧不安，控制不住没有明确的对象或内容的恐惧，或提心吊胆的痛苦体验。有些人情绪低落为主要症状，沮丧、忧伤、自卑，对日常活动兴趣显著减退，甚至丧失。有些人则多疑，总怀疑别人在说自己的坏话，很烦恼对健康不利，却不能自控。过分注意自己的身体（包括各种生理变化）。而有些患者则表现为强迫自己想某样东西或事情，无法控制自己。神经衰弱症状表现为精神疲乏、反应迟钝、注意力不集中、记忆力下降、工作学习不能持久、头痛、食欲不振、懒散等。

忧郁可能由下列因素造成：生活紧张、胃不舒服、头痛、营养不足、饮食不良、糖、单核白细胞增多症、甲状腺疾病、子宫内膜炎（与妇女忧郁症有关）、任何严重的身体伤害、过敏症。有些人在冬天日短夜长时，会变得比较忧郁。忧郁症是一种周期性发作的疾病，在任何年龄段均可出现，但以中年早期较为常见，并且在老年人中尤为普遍。忧郁症起因于脑部管制情绪的区域受扰乱。大部分人都能处理日常的情绪紧张，但是当此压力太大、超过其调整机能所能应付的范畴，忧郁症可能由此而生。

另外，忧郁症也与人的性格有密切联系，此病人的性格特征一般为内向、孤僻、多愁善感和依赖性强等。忧郁症对人的危害是很大的，它会彻底改变人对世界以及人际关系的认识，甚至会以自杀来结束自己的生命。

忧郁症患者如果郁火满腔而又不及时去求医的话，其结果是大约 10% 的患者有自杀倾向，有的病人甚至成为家庭暴力或儿童虐待事件的主角。但这并不是说忧郁症就一定是绝症，至少目前完全可以通过心理治疗、药物治疗等手段来治疗。

诊断

治疗忧郁症的第一步就是做全身健康检查。全身健康检查应包括查看个人和家族成员的病史，以及完整的身体和心理状况检查，以确定语言和思维模式有没有受到影响。忧郁症是难以诊断出的疾病。患有忧郁症的人多半很少求助于医生，因为人们普遍认为忧郁症是一种个人缺点，而患者也认为随时间流逝，忧郁症的症状便会消失，或者他们无助得无法向他人求助。甚至当他们求助于医生时，也常常无法被诊断出患有忧郁症。因此，只有少数忧郁症患者能得到适当的治疗。忧郁症是真正的疾病，并不是个性软弱，也不会自己消逝。辨别忧郁症非常重要，同时也要鼓励患者寻求治疗。

负面影响

忧郁症的不利影响，不仅发生在患者身上，也会波及患者的家属和朋友。严重的可能会让受害者无法过正常生活，对工作、学习、饮食和睡眠造成障碍，无法享受任何一种快乐的活动。的确，忧郁症会让人感觉提不起劲，根据记录有将近 12% 的患者有无力感。另一方面，忧郁症也会加重个人、家庭或整个社区的经济负担，部分经济负担是明显的，可以被计算出来，然而有些则无法估算。可被估算出来的经济负担包括健康和社会服务的需求、失业、生产力的降低、对家人及照护者的影响、不同程度的犯罪和公共安全隐患及轻生的负面影响。

忧郁症与其他疾病的关联

除了一些生理疾病，如：中风、癌症等，会造成忧虑症外，也有一些心理疾病会并发忧郁症，如：一般性忧虑症（GAD）、创伤后压力症候群（PTSD），早期诊治患者有无其他病症，对于整体健康状况的恢复有很大的帮助。

心灵悄悄话

XIN LING QIAO QIAO HUA

忧郁症患者如果郁火满腔而又不及时去求医的话，其结果是约 10% 的患者有自杀倾向，有的病人甚至成为家庭暴力或儿童虐待事件的主角。但这并不是说忧郁症就一定是绝症，至少目前完全可以通过心理治疗、药物治疗等手段来治疗。

忧郁症的治疗

忧郁症是一种常见的心境障碍，在广义上来说是属于精神疾病，有高患病率、高复发率、高致残率和高致死率等特点，被称为“第一心理杀手”。

在西方国家，忧郁症是一种最普通的精神疾病，其中终身抑郁症的发病率在6% ~8%之间，随着人口的逐步老龄化，抑郁症在60岁以上人群中的发病率高达20% ~50%。患者中有65% ~80%会出现严重的自杀意念，45% ~55%会出现自杀或自伤行为，终身自杀死亡率高达15% ~25%。根据世界卫生组织发表的《2002年世界卫生报告》，忧郁症已成为世界第四大疾患，到2020年忧郁症可能成为仅次于心脏病的第二大疾病。

忧郁症的治疗主要是心理治疗、药物治疗、物理治疗三种治疗方式，下面我们分别来介绍一下这三种治疗方式。

一、心理治疗

心理治疗要求患者有一定的理解领悟能力，能够持之以恒，在一定程度上能够忍受治疗过程中症状带来的痛苦，其实不是任何人都适合，但若能坚持会增加心理健康和社会适应能力，有效地预防忧郁症的复燃复发。

1. 疏导与宣泄：患者在寻求心理治疗前的处境是无人理解、无处诉说的，因此医生要关心、富有同情心、安静地倾听，使病人清楚他的痛苦已被人们作为现实接受了，是常见的抑郁症的心理治疗法。

2. 在与患者交谈中要避免矛盾性及可引起患者误解的表述。

3. 不因治疗困难而失去信心，要以足够的耐心，坚韧地带领病人度过发病期。

4. 抑郁症患者不接受现实，积极行动：森田疗法将“顺其自然，为所当为”视为一种生活的态度，通过积极的行动，去获得成功和喜悦。

5. 健全人格与完善自我：精神分析理论认为抑郁症的产生是缺乏基本的安全感，将挫折转化为针对自己的愤怒，因而颓丧、抑郁。所以让病人了解自己心理动态与病情，洞察自己对困难的反应模式来促进人格的成长。

6. 社会支持：社会支持、家人、朋友、同学的精神支持，可以改变患者不良认知和提高其适应能力，有助于改善人际关系。家庭治疗是十分重要的，急性的或持续时间较长的抑郁症会给家庭生活带来影响，家属对患者的反应会直接影响到预后的效果。医生应首先让家属了解到疾病的症状特点、病程及治疗情况。对患者的症状必须认同，并需要理解、耐心和正规治疗。疾病是有自身规律的，试图通过改变环境来提高情绪是不可行的，这样只会使病情加重。社会的支持在抑郁症的心理治疗法中尤为重要。

二、药物治疗

药物治疗的特点是起效相对较快，疗效比较确定，适合于中度、重度抑郁症患者。抗抑郁药是当前治疗各种抑郁障碍的主要药物，能有效解除抑郁心境及伴随的焦虑、紧张和躯体症状，有效率约60% ~80%。

1. 目前一线的抗抑郁剂包括SSRI类药物，如帕罗西汀、舍曲林、氟西汀、西酞普兰、氟伏沙明等，俗称“五朵金花”，SSRI类不良反应较少而轻微，尤其是抗胆碱能及心脏的不良反应少。常见的不良反应有恶心、呕吐、厌食、便秘、腹泻、口干、震颤、失眠、焦虑及性功能障碍等。2. SNRI类药物，如文拉法辛、度洛西汀，SNRI疗效肯定，起效较快，有明显的抗抑郁及抗焦虑作用。对难治性病例亦有效。常见不良反应有恶心、口干、出汗、乏力、焦虑、震颤、阳痿和射精障碍，大剂量时部分患者血压可能轻度升高。3. NaSSAs类（NE和特异性5－HT能抗抑郁药），如米氮平，有良好的抗抑郁、抗焦虑及改善睡眠作用，口服吸收快，起效快，抗胆碱能作用小，有镇静作用，对性功能几乎没有影响，常见不良反应为镇静、嗜睡、头晕、疲乏、食欲和体重增加。4. 安非他酮，去甲肾上腺素、5－羟色胺、多巴胺再摄取的弱抑制剂，对单胺氧化酶没有抑制作用,适用于抑郁症以及双相抑郁,优势为对体重以及性功能影响小。常见的不良反应有:激动、口干、失眠、头痛或偏头痛,恶心、呕吐,便秘、震颤、多汗。5.对于一些焦虑明显、伴有睡眠障碍的患者,可以短期使用一些苯二氮卓类(安定类)药物或者一些新型的助眠药物,如唑吡坦、佐匹克隆。对于一些症状严重,甚至伴有精神病性症状的患者,可以合并抗精神病药物治疗。

三、物理治疗

包括改良电休克(MECT)治疗以及重复经颅磁刺激(rTMS)治疗。对于有严重消极自杀言行、抑郁性木僵患者 MECT 治疗应是首选的治疗,对于难治性抑郁症患者可采用 MECT 治疗。MECT 治疗见效快,疗效好。6~10 次为一疗程,但电抽搐治疗后仍需用药物维持治疗。常见副反应包括短期内记忆力减退、头痛、恶心、乏力等。

rTMS 治疗是一种新型的物理治疗方式,国内近年来逐渐在精神科开始应用,适合于一些难治性抑郁患者(在药物治疗的同时合并 rTMS),对于一些无消极观念的轻中度抑郁症适用,可以与药物治疗同时进行,但接受过 MECT 治疗的患者,至少 MECT 停用一个月后才可接受 rTMS 治疗。在物理治疗方面,问渠心理网提示大家,对于现在市面上所说的一些安定仪之类的治疗抑郁症的仪器,在购买的过程中一定要小心,不要听之信之,以免上当受骗,最好是在专业人士的指导下了解科学有效的治疗方式!

心灵悄悄话
XIN LING QIAO QIAO HUA

社会支持、家人、朋友、同学的精神支持,可以改变患者不良认知和提高其适应能力,有助于改善人际关系。

长期忧郁症的危害

1. 思维消极

忧郁心境可导致思维消极、悲观和自责、自卑，犹如带着有色眼镜看世界，感到任何事情都困难重重，对前途悲观绝望。

病人把自己看得一无是处，对微不足道的过失和缺点无限夸大，感到自己对不起他人、家属和社会，认为自己罪恶深重，是一个十恶不赦的坏蛋。有的病人还感到活着毫无意义，生活在人世间徒然受苦，只有一死才能逃出苦海得以解脱。

2. 功能下降

通常表现为思维困难，脑力劳动的效率明显下降。一向思维敏捷的科技人员或白领人士患忧郁症后，很难胜任日常工作，更谈不上有创造性。平时学习优秀的学生成绩明显下降。不少病人谈到自己的主观体验时说：整个头脑犹如一桶糨糊。

3. 影响大脑

导致头昏，记忆力下降以及睡眠障碍。研究资料显示，忧郁症患者中有这三种症状的比例分别高达97%、93%、99%。症结在于脑中一种称为儿茶酚胺的物质浓度增高，导致脑血管收缩变细，致使脑组织缺血缺氧，进而头昏等症状临身。

4. 睡眠障碍

忧郁症患者常有顽固性睡眠障碍，发生率高达98%，表现为失眠、入睡困难、早醒、睡眠节律紊乱、睡眠质量差等形式。忧郁症患者早醒尤其是在清晨3～5时醒来，此时情绪低落，自杀的危险最大。

5. 诱发躯体疾病

一个人一旦与忧郁症结缘，那么他患心脏病的危险性增加2倍，遭遇中风的概率增加3倍。因为心情忧郁会使人体的自主神经系统发生变化。主要是食欲减退、体重下降、性欲减退、便秘、阳痿、闭经、乏力等。躯体不适感可涉及各脏器，自主神经功能失调的症状较常见。

6. 缩短寿命

一项历经40年的研究发现，由忧郁症导致功能失调而引起的死亡率，同癌症、糖尿病和心脏病人的死亡率一样高。

7. 损害社会功能

患忧郁症后，通常表现为思维困难，睡眠障碍，食欲下降，脑力劳动的效率明显下降，很难胜任日常工作，更谈不上创造性工作。还使人体免疫功能下降，使慢性疾病的康复时间延缓，造成生理活动减慢，社会工作和生理能力下降，性功能减退。

8. 增加家庭的负担

家庭生活质量受到影响，由于有复发性，反复就医，自伤、自杀，忧郁症复燃控制则慢得多。突然停用抗忧郁药出现的戒断反应是躯体不适，也可能导致为明确原因而去做大量的实验室检查，造成医疗费用升高，浪费医疗资源，职业能力及躯体活动受到影响和社会适应不良。家庭负性事件增加。

9. 增加自杀风险

患有复发性忧郁症的患者中，每7个就有1个采取自杀行为，自杀的案例中70%患有忧郁症。研究证实在自杀死亡者中，50%～70%是死于忧郁症，15%的忧郁症病人最终是自杀死亡的。人们之所以称忧郁症为人类第一号心理杀手，就是因为没有任何一种心理疾病或精神病有如此高的自杀率。

10. 劳动能力丧失

抑郁症患者身体功能差，丧失劳动力是非抑郁症患者的5倍。在患有抑郁症患者中，有一半以上的患者完全丧失了工作和生活能力，不能工作，不能操持家务。

治疗

忧郁症患者虽无爱好、兴趣，但是他们有执着的心，这就可以加以利用。经由执着心使他产生自信，对其他事物产生欲望，如此便会渐渐有干劲。这种患者需要家人的温馨和关怀，不可用警告来刺激他，目的是缓解忧郁症症状，有效治疗减缓症状持续六个月以上，并恢复到原有的正常生活功能。依据治疗成效病症会有不同程度的缓解，有的可能也只是部分症状上的减轻而已。

忧郁症患者会因为病情轻重而有相当大程度的差异和治疗效果的不同,根据不同患者的需求,采用抗忧郁剂药物治疗、精神疗法或综合治疗,都会有不同的效果。

抗忧郁剂

抗忧郁剂是可以凭处方签购买的舒缓忧郁症症状的药物。研究人员估计约有50%～60%的忧郁症患者可以通过药物治疗获得控制和缓解。目前来说主要包括西药和中药两种。西药主要是三环类抗抑郁药,如:帕罗西汀、米安色林等,能够快速抑制忧郁症,但是不能从根上去除,复发的可能性比较大;中药呢,随着我国医学的发展,中药治疗忧郁症也开始崭露头角,比如说张玑晴神。总之,目前来说,治疗忧郁症以西药加中药一起治疗的疗效最为显著。

非药物疗法

精神/心理疗法或"谈话"治疗方法,包括认知/行为治疗、个人疗法、精神分析治疗和支持性心理治疗,都常被用来治疗忧郁症。电气痉挛治疗(ECT)和近来开发出来的另一种ECT替代方式的跨颅磁头刺激(TMS,一种脑外无创伤性的磁性刺激),都可以提供给严重患者作为有效的治疗方式。

营养及饮食疗法

研究已发现食物显著地影响脑部的行为。饮食是最常见的忧郁原因,例如,饮食习惯差及常吃零食。脑中负责管理我们行为的神经冲动传导物质会受我们所吃的食物影响。多巴胺、5—羟色胺、去甲肾上腺素都是神经冲动传导物质。当脑部分泌5—羟色胺时,脑部呈休息、放松状态。当分泌多巴胺及去甲肾上腺素时,我们倾向思考,动作敏捷,也较具警觉性。

1. 多吃糖类

吃糖类对脑部似乎有安定的作用,多糖类能提高脑部色胺酸的量,因而有安定的作用。如果你感到紧张而希望能放松心情时,可吃较多的糖类,如果你感到疲倦而希望能振作精神时,可吃较多的蛋白质。饮食需包括生鲜蔬果、大豆及其副产品。饮食多糖类(复合糖类)含量不足造成5—羟色胺的流失及产生忧郁症。

2. 补充蛋白质

蛋白质促进多巴胺及去甲肾上腺素的制造,因而提高警觉性。吃含必需脂肪酸和糖类的蛋白质能增加警觉性，鲑鱼及白鱼都是好的来源。当饮食综合了此两种营养素，脑部便达到平衡。用全麦面包做的火鸡肉三明治即是一种好的综合品：火鸡肉富含蛋白质及色胺酸，而全麦面包提供复合糖类（即多糖）。

忧郁的人可以借由摄取富含蛋白质及色胺酸的食物，例如，火鸡肉及鲑鱼，以提升精神。

避免富含饱和脂肪的食物；猪肉或油炸食物，例如汉堡、薯条，会导致行动缓慢、思考迟钝及疲劳。脂肪抑制脑部合成神经冲动传导物质，并造成血球凝集，导致血液循环不良，尤其是脑部。

3. 补充营养素

①酪胺酸

它也是脑部功能所需的物质。此氨基酸可能对那些长期处于情绪紧张的人有好处。如果饮食含有此氨基酸，则一些无法控制的情绪状况可能得以避免。

当你烦闷时，试着在早晨服用1000～3000毫克的酪胺酸，空腹服用。30分钟以后，和早餐一起服用维生素B群。

酪胺酸在脑部转化成去甲肾上腺素，此化学物质提升正面的心情，并给予我们动力及驱策力。维生素B群帮助体内代谢氨基酸，特别是B_6。

注意：身体对单糖的反应较多糖（复合糖类）快。单糖供应能量之后，会迅速地感到疲劳及情绪低落。

②维生素B群

维生素B群及维生素B_6、D_{12}，每天3次，各100毫克，它是脑部功能正常所必需的物质。抗紧张的维生素，有助于忧郁症者。如果患严重忧郁症，仅在医生指示下使用注射液。

③胆碱及肌醇或卵磷脂

每天2次，各100毫克。对脑部功能及神经冲动之传导很重要。不适用于躁郁症者。

④L—色胺酸

它可以增加5—羟色胺的合成，对缓解忧郁症状有很大帮助。在某些食品中含有较丰富的色胺酸；如火鸡肉、鸡肉、鱼肉、扁豆。

诊断忧郁症并不困难，但是病人的表现并不典型，作为核心的忧郁症状，往往隐藏于其他心理和躯体的症状中，含而不露，因而容易导致医生误诊、失治，甚至酿成严重后果。

应当警惕以下一些报警信号：

1. 人逢喜事而精神不爽。经常为了一些小事，甚至无端地感到苦闷、愁眉不展。

2. 对以往的爱好，甚至是嗜好，以及日常活动都失去兴趣，整天无精打采。

3. 生活变得懒散，不修边幅，随遇而安，不思进取。

4. 长期失眠，尤其以早醒为特征，持续数周甚至数月。

5. 思维反应变得迟钝，遇事难以决断。

6. 总是感到自卑，经常自责，对过去总是悔恨，对未来失去自信。

7. 善感多疑，总是怀疑自己有大病，虽然不断进行各种检查，但仍难释其疑。

8. 记忆力下降，常丢三落四。

9. 脾气变坏，急躁易怒，注意力难以集中。

10. 经常莫名其妙地感到心慌，惴惴不安。

11. 经常厌食、恶心、腹胀或腹泻，或出现胃痛等症状，但是检查时又无明显的器质性改变。

12. 有的病人无明显原因的食欲不振，体重下降。

13. 经常感到疲劳，精力不足，做事力不从心。

14. 精神淡漠，对周围一切都难发生兴趣，也不愿意说话，更不想做事。

15. 自感头痛、腰痛、身痛，而又查不出器质性的病因。

16. 社交活动明显减少，不愿与亲友来往，甚至闭门索居。

17. 对性生活失去兴趣。

18. 常常不由自主地感到空虚，自己觉得没有生存的价值和意义。

19. 常想到与死亡有关的话题。

以上19条，假若有一条特别严重，或数条同时出现，就很可能是抑郁症发作的征兆，一定要提高警惕。

多数忧郁症患者还伴有躯体症状，如睡眠障碍、疼痛、乏力、胃部不适、食欲欠佳、心慌气急以及各个系统的症状。隐匿性忧郁症患者往往没有情绪低落等典型症状，却以躯体不适为主。其特点是症状虽多，却以头痛、失眠为主，尤其是容易早醒。此外，还有昼重夕轻的昼夜节律，以及春秋季节重而夏季轻的季节性规律，并多有焦虑情绪，女性病人月经期焦虑症状加重。

昼夜变化：病人心境有昼重夜轻的变化。清晨或上午陷入心境低潮，下午或傍晚渐见好转，能进行简短交谈和进餐。昼夜变化发生率约50%。

心灵悄悄话

XIN LING QIAO QIAO HUA

多数忧郁症患者还伴有躯体症状，如睡眠障碍、疼痛、乏力、胃部不适、食欲欠佳、心慌气急以及各个系统的症状。隐匿性忧郁症患者往往没有情绪低落等典型症状，却以躯体不适为主。其特点是症状虽多，却以头痛、失眠为主，尤其是容易早醒。此外，还有昼重夕轻的昼夜节律，以及春秋季节重而夏季轻的季节性规律，并多有焦虑情绪，女性病人月经期焦虑症状加重。

忧郁症的护理

家庭对忧郁症的护理应注意以下方面:

1. 督促服药:要密切注意患者对药物的不良反应,忧郁症患者经常需要长期维持用药,以巩固疗效,防止复发,如果没有发现特殊的情况,绝对不能自行停药或对药量及药物的成分随意删减。当患者出现一些口干、便秘等副反应时,应及时做好解释工作,鼓励其多饮水,多吃富含纤维素的食物,多进行运动,便秘严重者可选用番泻叶、果导等药物缓解。

2. 密切观察病情变化:忧郁症是精神疾病中的第一杀手,病人的自杀率极高,家庭护理的重点就是要防范自杀行为的发生。这就要求患者的家属必须熟悉本病的临床特征,另外需注意的是忧郁症状往往晨重夜轻,故自杀行为多发生于清晨;其次,要了解哪些病人容易发生自杀,一般在疾病的发作期,由于情绪低落,悲观消极易发生;当然,处于恢复期的病人,由于害怕别人歧视,绝望也会出现自杀行为。同时,忧郁症患者的自杀手段多隐蔽,有预谋性,常给人某种假象,即微笑型自杀,故当发现忧郁症病人情绪突然好转时,千万别掉以轻心,可能是一种危险信号,应加强防范。忧郁症患者还会出现扩大性自杀或曲线自杀,应注意加强护理者的自我保护。

3. 掌握病情好转指征:一般忧郁症好转大致经过三个过程,首先是睡眠、饮食好,思维改善;其次是动作逐渐增多;最后是情绪改善。若饮食睡眠差,体重不增,说明病情尚未改善,这时出现的动作增多或情绪好,则可能是假象。

4. 做好心理护理:由于忧郁症病人情绪差,悲观自责明显,对一些事物缺乏信心,非常希望获得他人的心理支持。家属应多与病人接触交谈,给予鼓励支持,帮助他们树立信心,积极疏导其消极情绪;对其病态言行,家属要耐心加以解释说服,尽量满足其合理要求。

5. 做好生活护理:忧郁症病人饮食睡眠差,应注意调整饮食,多做一些患者平时喜欢吃的食物,保证患者有一个安静、舒适的休息环境。对于一些病情轻的人,可鼓励其参加愉快轻松的活动,培养生活情趣,如看书报、电视,听音乐,种花养鸟等,分散其注意力以缓解病情。

抑郁:心理疾病

抑郁症既不是心胸狭窄,也不是意志薄弱,更不是品质恶劣。

它和感冒一样,是一种疾病。

“社会上很多人,包括我的家人、我的领导,他们都觉得没有这种病,总认为抑郁症就是想不开,就是小心眼,就是太爱算计。”中央电视台节目主持人崔永元,深感自己患抑郁症时不被周围人理解。

的确,长期以来,人们往往把抑郁症当成思想问题、闹情绪。很多抑郁症患者也和崔永元一样,觉得不被社会理解。他们有羞耻感,甚至忌医讳药。然而,随着现代医学的发展,人类已经认识到,抑郁症既不是心胸狭窄,也不是意志薄弱,更不是品质恶劣。它和感冒一样,是一种疾病。

药物作用胜过开导

北京大学医学部医学心理学教研室主任胡佩诚介绍说,抑郁症就是5羟色胺(大脑分泌的一种导致精神松弛和睡眠的物质)等单胺类大脑神经递质紊乱造成的。这和人受到刺激以后,发生内分泌系统紊乱的道理一样。

抑郁症这种心理疾病存在生理变化,这一变化目前已经能够通过生化实验得到验证。北京安定医院主任医师侯也之多年从事抑郁症临床医学工作。她在诊断抑郁症时,往往给患者化验24小时尿,由此观察这些神经递质的代谢终产物浓度。验尿,现在已成为诊断抑郁症的重要手段之一。

搞清了病理原因,种种抗抑郁症的药物相继问世。不少病人发现,心理医生的无数话语或开导,疗效却抵不过一片小小的药片。正是由于相关药物的诞生,人们对精神疾病的治疗有了新的期待。

导致抑郁症的还有另一个生理原因,那就是遗传因素。华东师范大学心理学教授徐光兴认为,如果父母一方患过抑郁症,那你有15% ~25%的概率患此疾病。

这个概率要比其他人高一些,这是因为你承受压力的基因能力比正常人低,所以患此病的概率就比一般人增大了。现代医学已经证明,抑郁症存在多种易感基因,而这些基因是有遗传倾向的。

抑郁:人类高贵的天性

尽管抑郁症作为一种疾病困扰着人们的生活,但也有一些学者从积极的角度思考这个问题。

从进化生物学的角度来看,情绪如同其他生理功能一样,是对环境变化的一种恰当反应。上海师范大学政法学院哲学系教授陈蓉霞认为,轻度抑郁可能起着适应作用,它促使个体在逆境时积蓄力量,在安静时陷入反思与内省。这就如同痛感,尽管它给人带来不舒适的感觉,但失去痛感的人非但没有生活在天堂中,相反,连生命都难以保障——他们可以在瓦砾成堆的地面上疾步如飞,捧个烫手山芋而不知罢手,结果可想而知。

不仅如此,有研究表明轻度躁狂、抑郁与活力、创造力及魅力相关。这种基因可以给个体带来先天优势。因此美国心理学家史培勒说:“这种病往往袭击那些最有抱负、最有创意、工作最认真的人。”历史名人牛顿、达尔文、林肯、丘吉尔等都患过忧郁症,台湾女作家三毛以其丰富的阅历、饱满的激情、秀美的笔调描述异国风情、但抑郁的她却在作品选出版时自缢西去。

“所有的心理痛苦都是有意义的,所有的体验对生命都是重要的,心理痛苦是自我成长的必经阶段。”中日友好医院心理科主任医师、著名心理学家李子勋指出,情绪困扰是人类生存的一种自然状态,就像白天和黑夜的更替一样,快乐和悲伤、开朗和消沉都是在人的生命中交替存在的。他甚至提出:“没有对死亡做过认真思考的人,对生命也不会有真正透彻的理解。”

因此,“抑郁并生活着,是人类高贵的天性。”陈蓉霞说。

常见症状

1. 忧郁症的表现之精神运动迟缓：患者精神运动明显抑制，联想困难，言语减少，语音低沉，行动缓慢，有时闭门独处，淡漠亲情，无力学习、工作，不能料理家务，严重者不语、不动、不吃、不喝。

2. 思维缓慢及自我评价降低：表现思考能力下降，患者常常感到思维变慢了，脑子不好使了，各方面能力都下降了，常常自疚自责，自我评价过低，明明学习工作很好，却对自己事事不满意，将自己过去的一些小错误、小毛病都说成是滔天大罪，甚至认为自己罪该万死，是导致自杀、自残的主要因素，这也是忧郁症的表现之一。

3. 情绪障碍：患者心境不良，情绪消沉，或焦虑、烦躁、坐立不安；对日常活动丧失兴趣，丧失愉快感，整日愁眉苦脸，忧心忡忡，精力减退，常常感到持续性疲乏；认为活着没有意思，严重者感到绝望无助，生不如死，度日如年，大部分患者有着结束自己生命的意念，有的曾说过"要不是因为父母、妻儿，早已了却此生"，其中也确有付诸行动，造成不良后果的，手段也很残忍。

4. 躯体症状：随着忧郁症状的发展，一切生物的、心理的快感都遗失殆尽，胃口常常不佳，常常会变得消瘦，睡眠也出现各种问题，渐渐病人就会变得虚弱、疲劳，抑郁症病人的性生活也会受到影响，男性的勃起障碍和女性的性冷淡都是常见的现象。

忧郁是一种非积极的，有些微消极的情绪。我们每一个人都会有不同的情感，也许是因为我们在长大吧，很多人都会感到一种莫名的空虚与忧郁，可如果在这段时间里，不把自己的性情和脾气调节好，就会给以后造成障碍，所以让我们每一天都面带微笑地度过，让我们本身就短暂的人生增添多一点美好的回忆吧，人到了末年的时候所剩下的也仅仅只有回忆了，自己过的一点一滴都会被不经意地记录下来，好了，一块努力让自己开开心心地一路走下去吧！

抑郁症的常见症有以下七种类型

一、内源性抑郁症即有懒、呆、变、忧、虑“特征”(大脑生物胺相对或绝对不足)。

二、反应性抑郁症即由各种精神刺激、挫折打击所导致的抑郁症。

在生活中,突遇天灾人祸、失恋婚变、重病、事业挫折等,心理承受力差的人,容易患反应性抑郁症。

三、隐匿性抑郁症情绪低下和忧郁症状并不明显,常常表现为各种躯体不适症状,如心悸、胸闷、中上腹不适、气短、出汗、消瘦、失眠等。

四、以学习困难为特征的抑郁症,可导致学生产生学习困难,注意力涣散,记忆力下降,成绩全面下降或突然下降,厌学、恐学、逃学或拒学。

五、药物引起的继发性抑郁症如有的高血压患者,服用降压药后,导致情绪持续忧郁、消沉。

六、躯体疾病引起的继发性抑郁症如心脏病、肺部疾病、内分泌代谢疾病甚至重感冒、高热等,都可引发这类抑郁症。

七、产后抑郁症其特点是对自己的婴儿产生强烈内疚、自卑(尤其是农村妇女生女婴后,受到婆母或丈夫的歧视时)、痛恨、不爱或厌恶孩子的反常心理。哭泣、失眠、吃不下东西、忧郁,是这类抑郁症患者的常见症状。

儿童抑郁症的病因

儿童忧郁症的原因:亲人去世、父母关系紧张或离异、父母对子女漠不关心、考试不及格等,往往会出现情绪上的剧烈反应并导致情感加重。

抑郁症是一种常见的精神疾病,主要表现为情绪低落,兴趣减低,悲观,思维迟缓,缺乏主动性,自责自罪,饮食、睡眠差,担心自己患有各种疾病,感到全身多处不适,严重者可出现自杀念头和行为。

遗传性因素：家族遗传性因素在儿童抑郁症的发病中起一定的作用。血缘关系越近，发病率越高。如果儿童的父亲或母亲有抑郁症就会引起儿童的抑郁症。如有抑郁症的父母在家少言寡语，不参加社会活动，不大与人结交来往，或对自己的身体健康状况过分关心，稍有不适，就十分紧张焦虑，忧心忡忡，这些都会直接影响到儿童的情绪。

社会心理因素：重大的生活事件、童年发生的不幸遭遇、社会支持的缺乏等因素影响，均可能在原有遗传因素的基础上促发抑郁症。如亲人去世、父母关系紧张或离异、父母对子女漠不关心、考试不及格等，往往会出现情绪上的剧烈反应并导致情感加重。

病前人格的影响：急性抑郁症患儿病前个性多有倔强、违拗等特征，并可有被动、攻击性人格。患儿一旦失去了自尊或受到了重大挫折便会表现出攻击性，而这种攻击性又不直接表现出来，而是把攻击冲动转化为抑郁倾向，越是想攻击，抑郁也就越深。

心灵悄悄话

XIN LING QIAO QIAO HUA

忧郁是一种非积极的，有些微消极的情绪。我们每一个人都会有不同的情感，也许是因为我们在长大吧，很多人都会感到一种莫名的空虚与忧郁。可如果在这段时间里，不把自己的性情和脾气调节好，就会给以后造成障碍，所以让我们每一天都面带微笑地度过，让我们本身就短暂的人生增添多一点美好的回忆吧。

第二篇 认识轻度忧郁症

轻度抑郁症是一种常见的心境障碍，可由各种原因引起，轻度抑郁症以持续的心情低落为特征。在情绪方面，心情压抑、郁闷、沮丧，对日常活动缺乏兴趣，对前途悲观失望，病前的精神创伤常盘踞在脑中，以致精神不振，脑力迟钝，患者为此感到羞愧和内疚。在认知方面，注意力无法集中，记忆力降低，思维迟缓，自尊心和自信心低落，自我评价下降，常夸大自己的缺点和失误，认为自己没有价值，没人关爱，并为此自责和自罪。在行为方面，动作迟滞，无精打采，表现为被动、依赖、退缩，不愿意与人主动交往。

轻度忧郁症的表现

1. 一天中的大部分时间意志消沉，几乎每天如此，通过两种方式得到证明，一个是主观表达（如感到空虚、无助、悲伤等），另一个是别人的观察（爱哭泣等）。青少年表现为情绪的莫名急躁。

2. 一天中的大部分时间内，对所有的事情或者几乎所有的事务明显感觉兴趣不大或者不感兴趣，几乎每天如此（通过自己的主观表达和别人的感受得到证明）。

3. 没有节食却体重明显下降，或体重增加（例如一个月的体重变化超过5%），或食欲增加，或食欲降低，几乎每天如此。

4. 轻度抑郁症的症状失眠或者嗜睡，几乎每天如此。

5. 激动不安，或者反应迟钝，几乎每天如此（通过自己的主观表达和别人的感受得到证明）。

6. 疲劳或者无精打采，几乎每天都如此。

7. 感觉自己或者一无是处，或是感觉过多的、不恰当的内疚，几乎每天如此，不仅仅是因为生病而自责或者内疚。

8. 思考或集中注意力的能力下降，或者犹豫不决，几乎每天如此（通过自己的主观表达和别人的感受得到证明）。

9. 反复想到死（不仅是对死亡存在恐惧），反复出现自杀的念头而没有明确计划，或试图自杀，或有明确的自杀计划。

还有一些轻度抑郁症的症状，但是以上所列出的是最常见的抑郁倾向的精神症状，凡是真正具有抑郁倾向的朋友几乎都有着以上9个特征的部分特征。

一、临床表现

1. 表现在躯体症状上。抑郁症的发病率非常高,但又很难发觉,其实只要留心还是可以发现的。抑郁症通常会以躯体上的不适症状开始,常见的有头痛、腰背痛及其他部位疼痛,严重失眠、早醒,消化不良,胸闷,轻度抑郁症引起失眠短,体重减轻、性欲下降,闭经、便秘,心血管症状等。

2. 表现在意志行为的变化上。轻度抑郁症的突出临床症状主要体现在意志行为的变化上,患者大多都能坚持工作和学习,但明显缺乏主动性和进取性,并且会感到记忆力、注意力减退,思维反应变慢,对跟不上其他人的工作和学习进度感到吃力,有熬日子过的体验。

3. 表现在情绪的变化上。这是轻度抑郁症最明显的临床症状,主要表现为全身的无力感明显,感到筋疲力尽,疲惫不堪,精神不振,对周围事物缺乏兴趣;回避人际交往,不愿交谈,无力表达自己的情感,缺乏自信,感觉活得很累,力不从心;情绪抑郁、焦虑、容易激惹、悲观,但不绝望等等。

4. 不明原因的身体不适:轻度抑郁症病人常伴有多种多样的躯体症状,如背痛、四肢痛、腰痛等,但原因不明,医院检查找不到器质性病变。有的病例还会出现不明原因的腹胀、腹泻、厌食、恶心及胃部不适,或者出现莫名其妙的心慌、心悸,以及涉及全身各个系统和器官的不适,虽然各种检查却均无不正常,但患者会疑神疑鬼,尤其是怀疑自己得了大病,不断查体也难释其疑。

5. 总觉得活得太累:部分轻度抑郁症病人在早期会感到情绪低落,闷闷不乐,感觉活得太累。这种情绪反应在正常人也可以出现,但在抑郁症患者会长期存在。有些患者对兴奋表现木然,例如遇到高兴的事不兴奋,但稍拂己意,便会发怒,表现为一触即怒、易激惹、敏感多疑、固执,总是感到不顺心。

6. 感到生活没有意思:有的轻度抑郁症患者经常感到生活情趣索然,整日唉声叹气,或者感到委屈,动不动就流眼泪,甚至反复出现轻生的想法和行为。有的患者会有轻度的无价值感,自认为对社会、家庭、亲友没做贡献,产生没有用的自责,对自己、对生活没有信心,厌恶参加集体活动,喜欢独处。

轻度抑郁症病因

造成轻度抑郁症的确切原因尚不清楚,但绝大多数专家认为当一个人同时存在以下多个社会、心理和躯体方面的问题时,脑内会发生某种生物化学改变,就出现了抑郁:

(1)遗传因素:大样本人群遗传流行病学调查显示,与患病者血缘关系愈近,患病概率愈高。一级亲属患病的概率远高于其他亲属,这与遗传疾病的一般规律相符。

(2)生化因素:儿茶酚胺假说:主要指抑郁症的发生可能与大脑突触间隙神经递质5-羟色胺(5-HT)和去甲肾上腺素(NE)的浓度下降有关;由于很多抗抑郁剂,如选择性5-羟色胺再摄取抑制剂(SSRI)或者选择性5-羟色胺和去甲肾上腺素再摄取抑制剂(SNRI)等使用后,虽然大脑突触间隙这些神经递质的浓度很快升高,但抗抑郁的效果一般还是需要2周左右才会起效,因此又有了5-HT和NE受体敏感性增高(超敏)的假说。

(3)心理-社会因素:各种重大生活事件突然发生,或长期持续存在会引起强烈或者(和)持久的不愉快的情感体验,导致抑郁症的产生。

心灵悄悄话
XIN LING QIAO QIAO HUA

> 轻度抑郁症是一种常见的心境障碍,可由各种原因引起,轻度抑郁症以持续的心情低落为特征。

轻度忧郁症的简单治疗方法

一、保持心态平和

心理专家表示，轻度抑郁症如何治疗，首先要从心态上做好调整。

快乐的心态能使人体神经系统的兴奋水平处于最佳状态，促进体内分泌出一些有益的激素、酶类和酰胆碱，把血液的流量、神经细胞的兴奋调节到最佳状态，提高机体的控病能力。

二、聆听舒缓音乐

临床心理学上，有一种音乐疗法，是心理医生考虑抑郁症如何治疗时的首选方式之一。

都市人在忙碌一天后，不妨利用短暂的休息时间，听听自己喜欢的音乐，好好地奖赏自己一番，陶醉在优美的音乐旋律中，不仅能减轻疲劳，也能放松精神，使心态平和起来。

三、走出家门常运动

有人说，抑郁是在家里闷出来的，此话不无道理。户外天地广阔，空气新鲜，阳光温暖。感觉被烦恼包围的时候，不妨到户外踏踏青，散散步，或者进行一些力所能及的运动项目，如快走、慢跑、散步、踢毽、体操等，坚持1～2个小时，就可以排解阴霾的心情。

四、饮食预防抑郁症

从营养学的角度来看，轻度抑郁症如何治疗呢？答案很简单，就是多吃营养美食。

深海鱼、香蕉、葡萄柚、菠菜、樱桃、南瓜、全麦面包等，都是能够振奋精神，减轻焦虑和抑郁情绪，提升自信，提神醒脑的营养美食。

五、日常用药需注意

轻度抑郁症患者有一大部分是失眠造成的，因此关于抑郁症如何治疗，万不可忽略正确治疗失眠症状这一重点。

心理专家表示，常吃各类镇静药，容易导致药物依赖性增强，结果只会适得其反，倒不如尽快到心理门诊就诊，由掌握专业知识的医生进行针对性治疗，千万不要滥用镇静药物。

六、静观自然景象

当你感到无助和抑郁时，可尝试独自置身于大自然，静听天籁，独观自然变幻，切身体验人类的渺小。生离死别和大自然转变一样是周而复始的事实，不要因此而堕入难以自拔的境况。

七、自我治疗

1. 坚持锻炼

特别是早晨时期的锻炼，很多抑郁症患者有行动迟缓、邋遢、懒惰的状况，长期这种状况不仅严重损害身体机能，更会加重抑郁症患者消极、负面情绪。俗话说，一日之计在于晨，早晨的空气可以说是一天当中最清新的时刻，它可以充分调动人体潜能活化身体细胞，当身体放松了，内心也慢慢会放松下来，情绪自然就会有一定的缓解。

2. 外出交际

把自己关在家里，逃避与人接触，是抑郁症患者常见的表现，而这首先是他们所需要改变的地方。

抑郁症患者常表现为情绪低落、自我评价低、不如他人、什么都做不好等负面症状，这些感受导致他们兴趣匮乏、遇事退缩、减少社交活动、封闭自己，这使得抑郁症者处在恶性循环之中，不断地强化了自我症状。

崔海岩说，改变这种恶性循环的前提必须强迫自己走出去，多接触朋友，参加社会活动或出去旅游，尽管开始内心会很痛苦，但是只要坚持一段时间后，负面的情绪感受就会被外部环境慢慢消融，你的自信心就会重燃起来。

3. 观息法

观息法是心灵重塑疗法其中的一种净化内心的方法。呼吸的品质代表着生命的品质，呼吸伴随着生命的开始和结束，呼和吸称为“息”。

心理学上讲，专注于呼吸是身心一体的练习，可以让分离已久的身心开始融合，消除内在思想的对抗，回归本真的自我。从医学上讲，呼吸、心跳、肠胃蠕动是受自律神经也就是自主神经的控制，专注于呼吸的训练可以修复高级神经系统，这是其他任何医学手段、药品或补品不能达到的。

抑郁症患者可在早晚的时间练习观息法，练习时轻轻闭上双眼，把注意力放在呼吸上，无论任何念头出现，你都要以不推、不抗、不纠缠的心接纳它，而你所需要做的就只是纯然的观察呼吸，以盘腿的姿态，二十分钟时间为基础，半个月至一个月后，可以延长练习时间至四十分钟到一个小时。

4. 冥想法

冥想是身心修习的一种很好行为，已被广泛地应用到心理治疗和心灵成长活动中，冥想可以减少紧张、焦虑、抑郁等情绪，有规律地练习冥想会增强意识，有助于抑郁症患者获得启迪。

李宏夫教授指出，虽说是冥想，但却有很多方法，这里所提出的是一种简单的冥想练习，抑郁症患者只需在内心中确定一个自己的愿景图，它可以是任何一种主题，以抑郁症患者自身感到平静、放松或是愉悦为准，然后在大脑中去想象实现，越是能集中投入情感在这个愿景图上，效果就越好，这个练习要持续重复去做。

5. 整理感受

抑郁症患者更多时候是沉浸在自己的消极感受中，虽然在他们的认识层面上有时也认为自己的想法或情绪是不合理的，但是自己仍是无力摆脱，要想真正转变这种认识的方法之一，就是把自己的感受整理在一个专门的笔记本上，无论是多么荒唐的或者在你认为是可笑的，你所要做的就只是完整地把它整理在笔记本上，不要急于去分析它、认识它，你可以在锻炼或者身心状态有所缓解之后，再去看它，要知道，只是去看不必分析，因为这不是锻炼你分析和认识的能力，你也不缺乏这种能力，而你一定会有不同的感受。

6. 拒绝对号入座

关于抑郁症方面信息，如今已是相当之多，真正能给抑郁症患者帮助或是有价值的却是少之又少，由于抑郁症患者没有良好的内心防御能力，往往会把自己的状况与其对照，造成内心更大的压力，更有甚者起初只是有一些抑郁的情绪，最后却被自己强化为了抑郁症，所以减少关于抑郁症或是其他心理症状方面信息的了解，是很重要的。

7. 阅读书籍

开卷有益，多阅读一些心理学、哲学、包括道家、佛学方面的书籍，可以提高我们的智慧，让我们对自身对生命有更深刻的认识，超越过去的思想局限。

如能完成以上自我治疗的行动计划，一定可以走出自己的抑郁症。如你看完这个行动计划，觉得很有道理，那就去行动，因为只有身体力行才是唯一可以让你走出抑郁症的途径。只停留在思考方面，那么再有效的方法也帮不了你。去行动吧，你可以做自己心灵的主人。

八、自我治疗

1. 患者最需要的就是勇敢地面对现实，不要害怕承认自己的能力有限，而不能正确处理事务。

2. 平时要广交朋友，经常找朋友聊天，推心置腹的交流或倾诉不但可增强人们的友谊和信任，更能使患者的精神舒畅，烦恼尽消，整理感受。

3. 平时多听音乐，让优美的乐曲来化解精神的疲惫，轻松、舒畅的音乐不仅能给人美的熏陶和享受，而且还能使人的精神得到有效放松。

4. 有意识地放慢生活节奏，沉着、冷静地处理各种纷繁复杂的事情，即使做错了事，也不要责备自己，这有利于轻度抑郁症患者的心理平衡，同时也有助于舒缓人的精神压力。

5. 适当地调整工作与休息的时间，制定出锻炼身体的时间，经常散散心，放松紧绷的神经。

九、食物疗法

饮食疗法对于轻度抑郁症来说能够起到很好的辅助治疗作用，是促进患者早日康复的良好基础。抑郁症专家也指出，合理营养的饮食调养措施，不仅可以增强抑郁症患者的身体机能，而且能够有效地缓解抑郁症的一些不适症状，增强患者的治疗信心。下面就来一起看看轻度抑郁症治疗吃些什么食物比较好吧！

1. 改善睡眠提高兴奋度的食物

抑郁症严重困扰患者的生活和工作，约有15%的抑郁症患者死于自杀。研究证实，人体一种必需的氨基酸——色胺酸的代谢产物5-羟色胺与抑郁症有关，通过提高5－羟色胺的浓度可以改善抑郁症患者的症状。

如：橙色食物，最常见的橙色食物有胡萝卜、芒果、橘子、南瓜、红薯等，都能提供丰富的胡萝卜素。还有，香蕉蓝莓汁、葡萄汁、树莓苹果汁，都可以帮助大脑减少忧郁情绪，让人的心情高兴起来。

2. 提高工作积极性的食物

抑郁症患者一般都承受着相当大的工作和社会压力。出现精神抑郁后，直接导致他们在工作上的力不从心，思维上时常出现短暂的空白，致使语言不流畅、反应迟缓等现象。

如：吃海鲜可改善精神障碍。这是因为海鲜中所含的Ω－3脂肪酸能产生相当于抗抑郁药的类似作用，使人的心理焦虑减轻。美国的学者曾经对精神障碍患者进行研究，结果发现患者在加服鱼油胶囊后发生抑郁症的间隔时间比只服常规药物的患者明显延长。

3. 让情绪愉快起来的食物

含微量元素硒、锌、铜丰富的食品，对这类抑郁症患者效果十分显著。

如：含锌量最高的食物有牡蛎，动物肝肾，奶制品中也有分布。含铜最高的食物有乌贼、虾、羊肉、蘑菇等均含铜丰富。含硒丰富的食物有干果、鸡肉、海鲜、谷类等。

心灵悄悄话

XIN LING QIAO QIAO HUA

抑郁症是神经症的一种，是常见的精神病。以情感低落、思维迟缓、语言动作减少为主要特征，在生活中，主要表现为情绪低落，兴趣减低，悲观，思维迟缓，缺乏主动性，自责自罪，饮食、睡眠差，担心自己患有各种疾病，感到全身多处不适，严重者可出现自杀念头和行为。

轻度忧郁症的不良后果

1. 轻度抑郁症病人，言语动作都明显增加，焦虑恐惧，激动自伤，危险性很大。

2. 反应迟钝，行动能力渐失：严重的抑郁症表现之一，是患者逐渐呈现出一种语速慢、语音低、语量少、应答迟钝的思维特点，往往病人的一言一动都需克服重大阻力。最严重时，可呈木僵状态。

3. 消极演进：症状严重的抑郁症患者情绪上的变化是最主要的症状。起初可能在短时间内表现为各种情感体验能力的减退，表现无精打采，对一切事物都不感兴趣。病人感到“过失”和眼前的“不如意事”纷纷涌上心头，萦回不去。瞻未来渺茫暗淡，欢乐之情完全消失，渐萌发厌世之念。

4. 病情严重的抑郁症患者的动作，尤其手势动作会有明显减少，行动缓慢。有少数抑郁状态严重者，可缄默不语，卧床不动，称抑郁性木僵状态。

5. 躯体问题缠身：重度抑郁症患者的面容往往憔悴苍老，目光迟滞，食欲缺乏，体质下降，汗液和唾液分泌减少，便秘，性欲减退。女病人常闭经。

调理方法

1. 养成有规律的生活。饮食休闲要按部就班，从稳定的生活规律中领会自身的生活情趣。

2. 保持自己的外观整洁。自己的身体要保持清洁卫生，不得身穿邋遢的衣服，房间院落也要随时打扫干净。

3. 即使在抑郁状态下，也决不放弃自己的学习和工作。

4. 不得强压怒气，对人对事要宽宏大度。

5. 主动吸收新知识，做到“活到老学到老”。

6. 建立挑战意识，学会主动接受矛盾，解决矛盾，要有自信心，并相信自己能够成功。

7. 即使是小事，也要采取合乎情理的行动；即使你心情烦闷，仍要特别注意自己的言行，让自己合乎生活情理。

8. 对待他人的态度要因人而异。具有抑郁心情的人，显得对外界每个人的反应、态度几乎相同。这是不对的，如果有这种倾向，要尽快给予纠正。

9. 培养自己的兴趣、爱好和特长，拓宽自己的兴趣范围。

10. 不要把自己的生活与别人的生活进行比较。

11. 最好把日常生活中美好的事情记录下来。

12. 不要怕失败，要学会敢于失败，承认失败。

13. 要积极地去尝试以前没有做过的事情，要积极地开辟新的生活园地，使自己的生活更充实。

14. 要与精力旺盛、有理想、有追求的人交往。

心灵悄悄话
XIN LING QIAO QIAO HUA

据研究，抑郁症患者的自杀率比一般人群高20倍。社会自杀人群中可能有一半以上是抑郁症患者。有些不明原因的自杀者可能生前已患有严重的抑郁症，只不过没被及时发现罢了。

轻度忧郁症的预防

日常保健

抑郁症初病在气,久病及血,故气滞血瘀的证候在临床上十分多见,抑郁症日久不愈,往往损及脾、肾,造成阳气不振、精神衰退证候。

专家提示,预防抑郁症要尽量做到以下几点:

1. 早睡早起,吃顿营养丰富的早餐,打扮整洁出门。

2. 不宜整日持续工作,除了中午外,早上10时,下午3时宜放下工作,喝杯茶,休息片刻。每日加班不宜超过两小时,否则会导致慢性疲劳,日子一长,便容易患上微笑匿性抑郁症。

中医预防

一般而言,久治难愈,或是原因不明、长达数周甚至数月的失眠,可能是抑郁症的重要信号。按照中医理论,抑郁多半是肝气郁结,多吃些疏肝理气和清淡的食物,有利于调整不良情绪。例如:一、春季是百合上市的季节,做菜的话可以选择西芹素炒百合,也可以用西芹、百合和黑木耳、甜菜椒等做成凉拌菜;二、可以用小米和枸杞煲粥,放冰糖调味,也可以用黑米、碎玉米和大米煲粥;此外,忌吃姜辣及油煎炸烤等刺激性食品。

运动预防

一是跑步。有研究证明，人在跑步时，大脑会大量分泌内啡肽，也被称为快乐激素或者年轻激素。它能让人产生欢乐、愉快、满足的感觉，可以帮助人排遣压力和忧郁。跑步的时间以傍晚为宜，速度应至少每分钟跑120步，频率为每周至少跑3次，每次持续跑30～50分钟。

二是跳绳。一方面跳绳能增加人体的协调性；另一方面由于在跳绳过程中，头部需要上下快速移动，能有效加强前庭功能。这些都能产生良好的心理感受，提高自信心。跳绳速度为每分钟30～60次，隔天一次，每次持续10分钟。

三是散步。尽量选择在优美、安静的环境中散步，能在改善心肺功能及提高摄氧的同时，使人感到愉快。开始散步应坚持每天步行1500米，并力争在15分钟内走完；以后逐渐加大散步距离，直到45分钟走完4500米。

不管是有抑郁症倾向的人，还是健康的人，都应该要多做运动，这样才能远离疾病，远离抑郁症。

心灵悄悄话

XIN LING QIAO QIAO HUA

要建立有规律的生活制度，安排好自己的工作，每日多喝温开水，保证睡眠不熬夜，多吃清淡不吃油炸烧烤辛辣刺激性容易上火的食物，平时注重自己的生活习惯。

第三篇 治疗忧郁症的方法

忧郁是一种非积极的，有些微消极的情绪。我们每一个人都会有不同的情感，也许是因为我们在长大吧，很多人都会感到一种莫名的空虚与忧郁，可如果在这段时间里，不把自己的性情和脾气调节好，就会给以后造成障碍，所以让我们每一天都面带微笑地度过，让我们本身就短暂的人生增添多一点美好的回忆吧，人到了末年的时候所剩下的也仅仅只有回忆了，自己过的一点一滴都会被不经意地记录下来，到时候，让你选开心的回忆和伤心的回忆你就会明白到底为什么了。

音乐治疗忧郁症

音乐可以治疗忧郁症

在近几年,在治疗抑郁症这一方面,音乐疗法越来越受到人们的注目。众所周知,优雅轻柔的音乐有舒缓紧张的心理,使身体放轻松,缓解压力等诸多功效。那么,到底音乐是如何治疗抑郁症的呢?在解答这个问题之前,我们先要知道为什么音乐能够治疗抑郁症。人的大脑主管情绪的中枢是下丘脑和边缘系统等,经过实验发现,音乐不像语言那样间接影响人的思维,而是能直接作用于下丘脑和边缘系统,对人的情绪进行双向调节,能使人放松,消除紧张。经过音乐治疗以后,患者精神焕发,低落的情绪随之消退,治疗抑郁症的目的也就达到了。音乐对人的影响是“不由自主”的,像战场上吹冲锋号,激昂的音乐一下子就把人的斗志激发出来。

至于音乐如何治疗抑郁症这个问题,在治疗初期,医师通常会大量使用各种充满矛盾情感的音乐来激发患者的各种情绪体验,帮助患者尽可能地把消极情绪发泄出来。当消极的情绪发泄到一定程度时,人的内心深处的积极力量就会开始,这时逐渐地使用积极的音乐,以支持和强化被治疗者内心的积极的情绪力量,最终帮助他摆脱痛苦和困境。对于患者来说,这是一个重新面对和体验自已丰富的内心情感世界,重新认识自己,并走向成熟的过程。从技术层面来讲,科学家通过对脑电图的研究,发现听不同的音乐,人的脑电波形式是不一样的。如听 30 分钟巴洛克音乐以后,人的脑电波从 β 波水平降低到 γ 波水平,表示音乐对大脑有积极的影响。从精神层面上来讲,音乐是升华了的语言。人们通过音乐陶冶情操,从音乐中获取力量。音乐不仅是一种艺术享受，更重要的是音乐可以影响情绪，所以对治疗抑郁症才有神奇的功效。

大量的研究表明，通过大脑的感应，音乐的旋律、节奏和音色可以引发情绪反应，从而对心理状态产生影响。因此人们在控制自己情绪的反应过程中，可以利用音乐来有效地松弛神经。那么治疗抑郁症的音乐都有哪些呢？

1. 在心灵感到空虚时，听贝多芬《命运》，博克里尼大提琴《A 大调第六奏鸣曲》，日本歌曲《拉网小调》。

2. 在忧愁时，听西柳贝丝的《悲圆舞曲》，莫扎特的《b 小调第十四交响曲》。待忧愁心情渐渐消除时，再听格什文的《蓝色狂想曲》，我国的民乐《光明行》《步步高》《喜洋洋》《情深意长》等。

3. 在心情不好、情绪不稳定时，听贝多芬的奏鸣曲、肖邦和施特劳斯的圆舞曲。

4. 在注意力集中不起来时，听贝多芬的《月光奏鸣曲》。

5. 在功能性神经性食欲不佳时，听穆索尔斯基的组曲《图书展览会》及巴赫的音乐作品。

6. 神经衰弱时，听李斯特的《匈牙利狂想曲》、比才的《卡门》。

7. 失眠症：听莫扎特的《催眠曲》，门德尔松的《仲夏夜之梦》，德彪西的钢琴协奏曲《梦》。

8. 驱走瞌睡时：听贝多芬的 A 大调第六交乐曲《田园》第四乐章，拉威尔的管弦《波来罗》，普罗科菲耶夫的交响童话《彼德与狼》，圣桑的《动物狂欢节》。

9. 全身感到疲惫不堪、无精打采时：收听贝多芬的《第六交响曲》及我国的民乐《春晓》《彩云追月》《流水》等是最佳的选择。

10. 缓解焦虑紧张、心情烦闷的症状：听一听门德尔松的第二交响曲《苏格兰小调》及我国的民乐《姑苏行》《月儿高》等很有好处。

11. 在感到食欲不振时：莫扎特的《好游曲》、泰勒曼的《餐桌音乐》及我国的民乐《欢乐舞曲》《花好月圆》等可以助君进餐。

音乐是生活的润滑剂，它可以奏出动人的旋律，产生奇妙的效应。然而，音乐本身是一门学问，欣赏时必须采用科学的方法。

保健音乐不能超过 60 分贝，否则就会变为噪声。有些卡拉 OK 歌舞厅，由于人员过多,空气污浊,音乐的音量过大,彩色灯十分耀眼,不仅不能使人得到音乐的享受,使神经和情绪得到放松,反而适得其反,让人加深刺激,更加紧张。

另外还要注意“四不宜”:不宜空腹时听进行曲,这种曲调有极强的节奏感和前进感,会进一步使人感到饥饿;不宜吃饭时听打击乐,进食时欣赏这种节奏明快的曲调,会引起心跳加快,情绪不稳,影响食欲和消化;不宜睡觉前听交响乐,此类音乐气势恢宏,跌宕起伏,令人激动不已,难以入眠。

这些当代的音乐之运用或许尚称新鲜;但是,传统上音乐早就与医学有漫长、密切的关联了。哲学家毕达哥拉斯为日常生活的苏醒、工作、放松与睡眠时刻开了道音乐的良方。古时候的医生使用音乐来调节人的心跳,自从文艺复兴到十九世纪,音乐和歌唱都被用来治疗“忧郁症”,并帮助身体内神秘的情绪“气息”调和稳定、保持平衡。

在十九、二十世纪,医学于麻醉药和止痛剂方面的“进展”几乎完全忽略了音乐的功效;直到 50 年代末期,它才又以“牙医诊所音乐”的形式开始被使用。那是一种柔和、漫不经心的曲调,目的在掩饰牙医所持钻齿所发出的拉扯神经、令人痛苦之声响,并且分散心神不宁、烦躁不安的病患之注意力。

但是,从 1980 年代开始,音乐在医学上的使用已逐渐有了进展,且经常和其他的医疗技术——如生理回馈和催眠——一起使用。音乐如何发挥它神奇的功能?这是研究人员才刚开始有了一点了解的问题。它所引起的生理反应包括了复杂的脑部化学变化;不只是在我们大脑的“思考”部位,也在我们的“情绪”脑部(周边系统)和“原始”脑部(脑干)——这控制着我们的心跳、呼吸和肌肉紧张度的中枢。

密苏里州堪萨斯市的治疗师霍芙曼认为:你必须将音乐和“心灵对身体状况的认知”结合在一起。而且,大部分的人都必须有这方面的训练。

在堪萨斯大学所做的研究中,她用心象和音乐教导六十个人降低血压十到二十个单位。她也用同样的技巧帮助心律不齐和偏头痛的患者;所用的音乐是每分钟六十拍的速度,这也是理想的、放松之下的心跳速率。

音乐是如何减少疼痛的感觉,并营造出一个积极的心理状态呢?

有一种理论是:某些音乐能够使脑部产生内啡素,和跑步及静坐所产生的“令人舒适”之化学物质是一样的。但是音乐治疗师认为:必须再做些进一步的研究。然而,虽然音乐的功效尚无文献上的正式记载,但它的确有效却已是不争的事实了。

凯莉悠扬、轻快、流畅的竖琴演奏被使用在不少医疗录音带上，她说：当人们写信告诉她，他们在生产、开刀、要放松心情和设法入睡时会播放她的音乐的时候，她才知道自己的音乐竟有这样的潜能。

心灵悄悄话

XIN LING QIAO QIAO HUA

科学家认为，当人处在优美悦耳的音乐环境之中，可以改善神经系统、心血管系统、内分泌系统和消化系统的功能，促使人体分泌一种有利于身体健康的活性物质，可以调节体内血管的流量和神经传导。

音乐解除身心的痛苦

“我觉得我的音乐会把心灵带到另一个地方；它使你不那么认同自己的身体，也因此发挥了安静、镇定的功能。它让你的心灵暂时到了另一个地方，在那里没有任何心理或身体上的痛苦。”

在费城哈尼曼大学附设医院里，音乐医疗的主任布莉葛丝帮助年轻病患选择适合在他们心脏手术期间播放的音乐。她说：“我们使用的范畴很广，从芝麻街到尼尔·戴蒙(译注：美国很有名的男歌星)；这是将经验拟人化的一种方式，我们也希望它能使情况变得更令人感到愉快。”虽然小孩子的生理反应尚未被侦测出来，但是布莉葛丝说：进行这项过程的外科医生都对儿童的反应相当满意。

在伦敦的茄林·克罗斯医院里，一些病患在接受某种手术选择脊椎麻醉，而非全身麻醉。对于这些人，院方提供了耳机和音乐来隔绝钻、锯的噪音。

音乐在医学上的应用还有更令人欢欣的一面：生产、分娩。圣路易的音乐治疗师南西在指导夫妻于生产期间放松心情的工作计划中，也加上了音乐暗示的使用。

她为婴儿的诞生准备了一套八到十二小时的录音带，包括某些夫妇已学会的借以放松的歌以及他们自己所选择的歌。她表示：电影《火战车》的主题曲是分娩时“推挤”阶段特别受欢迎的一段音乐。至于庆祝婴儿的诞生，她在各方建议要求下收录了史帝夫·汪达的《他好可爱》到韩德尔《弥赛亚》中的《有一婴孩为我们而生》等许多歌曲。

南西也在一家救济院工作，她使用音乐帮助病危的人们解除他们对死亡所产生的恐惧。在她所谓的“生命回顾”过程中，她播放了病人最活跃时——在恋爱、婚姻初期或战争期间——颇受欢迎的歌曲。

她说：“我所使用的歌曲就像他们生命旅途中的里程碑。”这样的音乐经常会唤起强烈的回忆，并增进相互关爱的人彼此之间的亲密沟通。她也时常会坐在病人的床边，和他们一起唱着古老、受欢迎的教会颂歌；《奇异恩典》《背负十架》和《在乐园中》都是一再被点唱的歌，她说：“它们真的给人带来很大的慰藉。”

心灵悄悄话
XIN LING QIAO QIAO HUA

至于音乐如何治疗抑郁症这个问题，在治疗初期，医师通常会大量使用各种充满矛盾情感的音乐来激发患者的各种情绪体验，帮助患者尽可能地把消极情绪发泄出来。当消极的情绪发泄到一定程度时，人的内心深处的积极的力量就会开始，这时逐渐地使用积极的音乐，以支持和强化被治疗者内心的积极的情绪力量，最终帮助他摆脱痛苦和困境。

——唱走忧郁

即使我们并不想要听自己的生命故事，甚至想把它深深地埋藏在心中；但是歌曲仍然有一种神秘的能力，能够把它叙述下来。这使得许多医疗专家开始用歌唱来治疗情绪和心理上受到伤害的病患。

事实上，歌唱是最能够提振心情的治疗方式之一。康涅狄克州的精神学家贝利斯说："我把声音的使用当作是对抗生活中的沮丧的创伤的方式之一，它能帮助我们在感情的层次上统整经验；而这若是单靠理智上的洞察和领悟是无法办到的。"

贝利斯在他专业的工作上广泛地使用生物能量治疗法，这种治疗方式是肯定一个人的生理状况与心理状态间有一种关键性的联结。焦虑的压抑反映在身体的肌肉组织；而肌肉和情绪两方面的紧张都被摒除了，焦虑才会得到缓解。很显然的，歌唱（把身体本身当作乐器来使用的一种音乐形式）在这种治疗上是一个不可多得的好工具。

贝利斯说："有时候人们会告诉我'我哭了又哭，但是这又有什么用呢？'（我曾经叫他们尽情地哭，把情绪宣泄出来。）现在，有时候我曾说：'当你哭完了，就开始把一些悲伤、失落和你对所失去的事物之眷恋都唱出来。'"

"于是，他们就开始从中找到一种意义——美，原来他们的心和所失落的就是结合于此。这是人类所具有、得以丰富和见证其生命内容之丰盛的一种方法。的确，音乐和歌唱能够表现出任何其他方式可能都无法表现的情感。"

声音的振动：内在的按摩

贝利斯说："声音能量的放射其实是从双脚开始的。当你真正完全地溶入声音中时，你会感觉到它在你的身体内上上下下地振动着。”

所以，你还在等什么呢？你无法哼首歌吗？胡说！有些扫兴的人要你八岁的时候再动你的嘴唇，因为你唱起来根本不像贝芙莉·锡尔斯；但是，你真的没办法哼上一首曲子吗？那就跟一些有经验的人一起唱唱看吧！真的，你没有借口不这么做；你只要唱出来就好了——不管是在洗澡时、工作时、在教堂里、在雨中、和家人一起时，只管引吭高歌、尽情地唱！在你根本不知道歌词的意义、甚至目不识丁的时候，你就在唱歌了。不是吗？

对我们来说，最美好的事情大概就是：拾回童年时代那份天真烂漫、尽情歌唱的真情至性了。

心灵悄悄话
XIN LING QIAO QIAO HUA

音乐疗法使用了非语言的交流来帮助病人表达内心思想。专家称，制作音乐是交际的，愉快和有意义的活动，可以用非语言的方式吸引人的注意力。音乐治疗可改善抑郁症病人的心情和常规活动。

缓解压力，让心理不再疲劳

人总是贪求太多，把重负一件一件披挂在自己身上，舍不得扔掉。职场中也是这样，有些人总喜欢把别人的压力放在自己身上。比如，看到别人升职、发财，就总会纳闷，为什么会这样呢？为什么不是自己呢？其实只要自己尽了力，做好自己的工作就可以了，有些东西是急不来也想不来的。

工作压力对我们有很大的不良影响，但是，压力可以刺激我们采取一些行动，挑战我们自身的能力，帮助我们达到自己认为不可能达到的目标。问题就在于我们怎么处理、安排和缓解工作中的压力，而不至于因为压力过大而使心理失去平衡。

与其让自己无谓地烦恼，不如想一些开心的事，多学一些知识，让生活充满更多色彩。生活在现代社会，虽然躲不掉压力，但是，我们可以适当地缓解一下工作压力，让我们的生活更加轻松。怎么才能缓解压力呢？

1. 做好面对压力的心理准备

面对工作压力，我们要有心理准备，要充分认识到现代社会的高效率，必然带来高竞争性和高挑战性，免得临时惊慌失措，加重心理压力。

2. 要始终保持一颗平常心

不要跟自己过不去，把目标定得高不可攀，凡事需量力而行。随时调整目标，未必就一定是弱者的行为。职业女性尤其要注意保持一颗平常心，学会自我调节。因为过于沉重的心理压力，必将损害健康，会表现出头晕、偏头痛、失眠，女性会出现痛经、月经不调等症状。保持平常心，心态平和，放松心情，会缓解部分工作压力，有益于我们的身心健康，并且会使我们生活得更加轻松。

3. 正确客观地评价自己

要正视自身的能力和精力，凡事不要勉强，把所有事情尽量进行全面安排，分清轻重缓急。同时，要正确客观地评价自己，对自己的期望值不要过高，办事要讲究方法，寻求支持，学会合理地安排生活、工作时间的同时，要相信家人，朋友以及同事，不要事事亲力亲为，而要发动大家共同把事隋做好。

4. 学会装糊涂

良好的人际交往与事业的成功是相辅相成的，它们的关系是互动的。所以，我们要与人为善，做到“大事清楚，小事糊涂”。如果你与同事相处事事计较，睚眦必报，那必定会遭到同事们的反感与回击。职场中工作压力已经够大的了，如果再加上一笔同事之间的矛盾，那我们的压力就更大了。但是，如果我们与人为善，处理好同事之间的关系，人心都是肉长的，那同事在我们工作遇到困难，不知如何解决的时候，肯定会出手相助，那样，不知道会减少我们多少压力。郑板桥一句“难得糊涂”传诵至今，正是因为它道出了人生至理。

5. 不要钻牛角尖

如果碰到棘手的问题，我们没办法解决，朋友同事也不能给予我们帮助，那就随它去吧。已经尽力了，就不要再强求自己，不要因为一次做不好就全盘否定自己。只要我们心理平衡，就不会让我们无法控制的事，带来溃疡病或高血压。如果有什么烦心的事，那我们就说出来，因为心理学认为，把事情闷在心里会让人变得烦躁和易怒，从而会让人很难接触，会被朋友们渐渐疏远，使其在工作生活中都没有朋友，变得孤僻、冷傲。

6. 每天思考一点点

每天给自己留出一点独自思考的时间，这虽然很难做到，但是，只要我们坚持，这会对我们的身心大有好处，是非常值得的。哪怕最忙的日子里，也要早晚抽出点时间，让自己回顾一下近几天的事情，判断哪些是重要的，哪些是不重要的，并且思考一下，有没有解决问题的办法。

7. 寻找娱乐

每天花些时间放松自己，哪怕只是 15 分钟也可让我们陶醉在自己的爱好中，得到身心的放松。闲时，可以听听音乐或找个地方度假，抛开职场中的压力，让心情得到充分放松，那些日积的压力就会减少很多。当我们重新回到工作岗位上时，我们就能够拿出足够的热情去迎接工作中新的挑战。

8. 用积极的态度面对压力

在充满竞争的都市里，每个人都会或多或少地遇到各种压力。可是，压力可以是阻力,也可以变为动力,就看自己如何去面对。社会是在不断进步的,人在其中不进则退,所以,当遇到压力时,明智的办法是采取一种比较积极的态度来面对。实在承受不了的时候,也不让自己陷入其中,可以通过看看书、涂涂画、听听音乐等,让心情慢慢放松下来,再重新去面对。到这时往往就会发现压力其实也没那么大。

据说,挪威人捕沙丁鱼,抵港时,如果鱼仍然活着,卖价就会高出许多,所以,渔民们千方百计想让鱼活着返港。但种种努力都归失败,只有一艘船却总能带着活沙丁鱼回到港内。直到这艘船的船长死后,人们才发现了秘密:鱼槽里放进了一条鲶鱼。原来鲶鱼放进槽里以后,由于环境陌生,自然会四处游动,到处挑起事端。而大量沙丁鱼发现多了一个“异己分子”,自然也会紧张起来,加速游动,这样一来,一条条活蹦乱跳的沙丁鱼被运回了渔港。后来,心理学家把这种现象称之为“鲶鱼效应”。

心灵悄悄话

XIN LING QIAO QIAO HUA

在沙丁鱼之间放一条鲶鱼就会大大促进沙丁鱼的生存意志,人其实也是一样的,有压力会有动力,会促进我们能力的提高。但是,压力要适当,如果压力太大了,自然起不到促进作用,反而得到相反的效果。

挫折必然定律

生活在现实世界中的人，总会遇到许多不如意的事。比如生了病不能上班、上学、游玩，乘车外出突然车坏了，上街买东西买了伪劣产品，做饭切菜不小心切破了手，两口子拌了嘴，在单位受到了批评，工作没完成任务，恋爱婚姻失败，亲人亡故等。这些情况，在心理学上概括地称为挫折。

挫折的产生是不以人们的意志为转移的，不管一个人愿意不愿意，它是必然要发生的。它是一种普遍的社会心理现象，古往今来，古今中外，即使贵为天子，富可敌国，也无法逃脱挫折的侵袭。

事实上，一个人在一生中不知要遇到多少挫折。人生道路上，风风雨雨，坎坎坷坷，酷暑严寒，没有人能逃避得了。为什么挫折不可避免而具有必然性呢？

这是因为人的力量是有限的，而困难是层出不穷的。战胜了旧的，新的更大的困难又会冒出来。

其实，在人类社会发展史上，每一项成就，每一次进步，都伴随着许多挫折和失败。比如人类在发展生产力过程中，对环境保护问题的深刻认识，就是在挫折中进展的。

其实，一个人只要在前进，就不可能避免遭遇挫折。因为几乎任何一个进步都是挫折带来的。正是因为过去的水平遇到了不可战胜的困难，才让我们意识到需要提高水平。只有挫折才能让我们意识到需要提高，没有挫折，人只会止步不前。所以进步必是与挫折同在的。

因此一个名人说：“成功的次数比失败要多一次。”也就是说，成功失败只是跌倒爬起的不断更迭而已，而最后一次，如果能爬起来，就算成功了。

生活中，愤怒无处不在：夫妻间吵架拌嘴，进而越吵越激烈，引发一场夫妻大战；员工对老板的抱怨指责，满腹牢骚过后问题还是得不到解决，接着就是员工对老板愤怒的报复；孩子顶撞父母，让父母很生气，控制不住，脾气会越来越暴躁，最后会愤怒地对孩子大打出手；父母责骂孩子，孩子生气不服，为了和父母斗气，愤怒地离家出走；甚至，下班路上的拥堵也会让一些人坐在车里一边愤怒地狂按喇叭，一边破口大骂……

人不可能永远处在好情绪之中，生活中既然有挫折、有烦恼，就会有消极、过激的情绪。一个心理成熟的人，不是没有坏情绪的人，而是善于调节和控制自己情绪的人。

虽然，从小到大我们就被一再告知，生气、脾气暴躁是不好的，那些直接或者间接的生活经验也让我们知道，发火的“破坏力”有多大——失去朋友、得罪亲人，或者丢掉饭碗。但是，我们还是不能很好地控制自己的情绪。

因受到外界刺激而冲动发火，做出种种不理智的行为，可以说是急性的坏情绪。脾气暴躁、容易愤怒对人的身心健康与思维效率有很大的杀伤力。所以，一个人学会制怒是很有必要的。学会制怒就是要学会控制发怒的状态，做自己情绪的主人。

心灵悄悄话
XIN LING QIAO QIAO HUA

对我们个人也是如此，生活中人们的智力差别往往没有我们想象的那么大。一些公认的天才人物，与其说他们智慧超群绝伦，倒不如说他们战胜挫折的勇气超乎常人。比如爱迪生，试验电灯的材料，试验了几千次才成功。你说他聪明吗？如果聪明，怎能失败那么多次？其实他的聪明之处就在于，他不怕被挫折打垮，他执着地试验下去，直到成功。

光学治疗忧郁

光学专家目前已经知道，某些忧郁在冬天出现，而在春天消失。当“日光节约时间”结束时，为数众多的人就进入了一种冬季的恐慌状态。

正如一名研究人员所说的：“人类也会知道要冬眠。”心理健康机构的威尔医生说：“很多人说他们在冬天的时候步调迟缓了些，睡眠时间加长，而且体重也略微增加。面临棘手问题的人们比我们原先所想象的还要多，这些人知道有不对劲的事发生了，可是却不知道到底是怎么回事。”

在某些案例中，轻微的恐慌演变成了严重的心理疾病。威尔医生说：“我们目前在治疗的人有严重的症状，他们也几乎因此失去了工作能力；他们不再烧饭煮菜、会见朋友；他们经历许许多多的压力，甚至有了轻生的念头。”

威尔医生和他的同事罗森梭治疗了一名六十三岁躁郁症患者。他的忧郁期几乎总是始于仲夏，而在每年年底达到高峰；沮丧时，他会变得退缩、怯懦、自责和焦虑，他抱怨自己太疲惫了，而且害怕去上班。由于副作用的关系，无法做药物治疗。

看到这种情形之后，研究人员决定以非常简单的方式帮助那名男子脱离沮丧。他们营造了一个春天的情景，在十二月的第一周内，医生每天早上六点整就把他叫醒，让他暴露在非常明亮的人工光线下（大约一般室内光度的十倍）连续三小时；又在下午四点时再度让他接触同样的光线三小时。实际上，他们就是在延长他的白昼时间，这样的治疗持续了十天。

大约在开始的四天内，这个人就逐渐挣脱了他那沮丧、抑郁的桎梏。他本人表示自己觉得好多了，观察他的护士们也这么认为。研究人员在实验之后指出就像熊，候鸟和许多动物世界中的动物一样，人类也有季节上的节奏性。虽然效果只持续到治疗后的第四天，但是研究人员已经得到一个结论：人工强光和自然的日光都对心理健康有很大的影响。

人工强光也会影响一年到头都沮丧的人，圣地亚哥加州大学的克瑞普克医学博士相信，当身体内的生理循环节奏有了转变，生物时钟走得太快或太慢时，就可能会产生沮丧。他认为，一大早把病患者叫醒，让他在关键的一刻暴露在很强的光线下，可能会震荡了生物时钟，并纾解了沮丧。

心灵悄悄话

XIN LING QIAO QIAO HUA

专家提醒：保健音乐不能超过60分贝，否则就会变为噪声。有些卡拉OK歌舞厅，由于人员过多，空气污浊，音乐的音量过大，彩色灯十分耀眼，不仅不能使人得到音乐的享受，使神经和情绪得到放松，反而适得其反，让人加深刺激，更加紧张。

第四篇 不让悲观缠住你

乐观与悲观一方面跟本人的性格、境遇有关;另一方面也与自己的兴趣、爱好、心态有关。一个人应该多培养一些爱好,经常做一些自己喜欢的事,没必要过分地约束自己,人的追求是永无止境的,所以结果并不重要,在追求中享受过程才是最重要的。如果你多数时候是不快乐的,那可能是你给自己的压力太大,应该给自己降低点要求,放下些包袱,轻装前行。悲观,或许是你不太相信自己,对自己没有信心。要试着去改变自己,不要老是想到自己不会成功什么的,凡事只要自己尽力而为,努力了,就行。

人生允许“暂时不成功”

人生都会经历一些小小的失意，悲观地面对失意，觉得世间一切都不尽如人意，忧郁不安。孤影自怜，结果沮丧的情绪恰恰扩大了生活的不幸，使其更加失意，以至于失去了人生的幸福与欢乐。那么，面对失意，用怎样的心态面对才算是正常的呢？著名漫画家郑辛遥有一幅耐人寻味的漫画，题目上写道：“若能把绊脚石变成垫脚石，你就是生活的强者。”乐观却是希望之花，能赐人以力量。即使处境艰难，也要寻找积极因素。越乐观，克服困难的勇气就越会成倍增加。

很多人都在无意识中，或者不知不觉中相信了一个事实，那就是：成功是属于少数人的。所以，当他们遭遇失败的时候，他们就会默认和接受了自己的无能，甚至完全把自己摆在弱者的位置上，他们会很自觉地把自己划归到大多数人——即不会成功的人的行列中。

但是，没有人不想成功，甚至每一个人都渴望成功。那些把自己划归到不会成功者行列中的人，事实上内心是不服气的，是不愿意看到这样的失败现实的。但是，他们面对失败的现实，不知道该如何去应对，似乎除了沮丧、失落、无奈之外，就只能是放弃。而且从此认定自己不是“那块料”，从此不再做“非分之想”。如果你也这么想，那你注定一生都是一个失败的人。

那些少数人之所以会成功，就是因为他们在经历失败时，始终相信“自己不是失败，而是暂时没有成功”，有这样的心态和心境，他们就能从失败中汲取力量，为下一次的成功做好准备、积蓄力量。

史泰龙是世界上最成功的电影演员之一，他是人们心目中的超级偶像。他的成功也是无数次失败后的结果。只不过面对失败，他选择了坚持。

年轻时，史泰龙立志要当电影明星，但没有人看好他，更没有人相信他能在好莱坞那样群星荟萃的地方取得成功。只有他自己始终坚信：我一定会成功！

初入电影圈的史泰龙，只能接触一些跑龙套的小角色，当时生活的来源是一个又一个的零工：在动物园清洗狮子笼，送比萨饼，帮助别人钓鱼，在书店帮人照看书摊以及在电影院当领位员；与此同时，为争取更宽广的表演空间，他四处向人推销自己做主角的剧本，前前后后被人拒绝了1800多次；不过，他没有让自己在低潮中“呆”得太久，而是选择继续奋斗。最后，一位曾拒绝他20多次的导演对他说：“我不知道你能不能演好，我可以给你一次机会，我要把你的剧本改编成电视剧，不过，先拍一集，就让你当男主角吧！但，先看看效果再说，如果不好，你从此就断了当演员的念头吧！”

他终于在演出自己编写的剧本《洛基》后，一炮而红，并且在奥斯卡电影奖中获得殊荣，他本人获得了最佳男主角与最佳编剧的提名，从此奠定了他在好莱坞顶尖影星的地位，成为“自我超越、顽强拼搏、个人奋斗”的美国精神的象征。

史泰龙在叙述自己的奋斗历程时，告诉大家，“这个世界没有失败，只有暂时还没有成功”的信念对他影响至深。

在史泰龙的眼中，是没有失败的。因为他知道，要想不再延续父母卑微的命运，自己就必须成功，不管经历怎样的艰难，即使尝尽世间所有的苦难，他也不会放弃要成为电影明星的梦想。他不相信失败，所以尽管失败了1800多次，他也没有气馁，没有放弃，因为他确信成功就在自己坚持的下一次。他还相信，只有把命运掌握在自己手中，才能实现自己期待的成功。

在成功的旅途中，失意难免，挫折难免，只是成功者绝不会让自己在低潮中“呆”得太久。

人生的过程都一样，跌倒了爬起来，再跌倒再爬起来。只不过成功者爬起来的次数比跌倒的次数多一次。最后一次爬起来的人叫成功者，最后爬不起来，不愿爬起来，不敢爬起来的人，就叫失败者。

成功者都有一个共同的特征，那就是在他们的字典里，没有“失败”二字，只有“暂时还没有成功”。所以，培养自己“暂时没有”的心境是成功的必需。

1. 不要害怕失败。失败是人生的必经过程，要想成功就必须经受失败的洗礼，所以，不要抱着走捷径，试图躲避失败的心态，而应该坦然地面对失败。

2. 从内心接受失败。失败了证明你还有做得不好的地方，还有需要提升的地方。而真心地接受失败，才能真正找到自己的不足和缺点，有针对性地加以改进，这才能为成功做最好的准备。

3. 拥有乐观积极的心态。失败并不可怕，它只是成功的序曲、前奏，失败了，大不了从头再来一次，只要每次都比前一次有提高，成功就会越来越近。

4. 抱有一颗平常心。无论失败还是成功，都用平常心去对待。因为所有的一切都是有原因的，都是一种必然，只要你做到了，结果自然就实现了，这没有什么大惊小怪的。

5. 坚信成功一定会到来。有的人经历几次失败后，就轻易给自己下定论，觉得自己不适合，不是成功的那块料，以致彻底灰心。事实上，成功需要经历无数次的失败，就看谁能坚持到最后。一个不能坚信成功的人自然是无法坚持到最后的。

6. 树立"暂时没有"的看法。事物的不断发展变化对此是一个很好的印证，原来很多人不相信的事情，现在都变成了活生生的现实，所以，在遇到困难和挫折的时候，不要灰心，要鼓励自己：不是失败，只是暂时没有成功罢了。

心灵悄悄话

XIN LING QIAO QIAO HUA

人生都会经历一些小小的失意，悲观地面对失意，觉得世间一切都不尽如人意，忧郁不安。孤影自怜，结果沮丧的情绪恰恰扩大了生活的不幸，使其更加失意，以至于失去了人生的幸福与欢乐。

自信的人远离忧郁

众所周知,自信的心态必须有,这是追逐梦想不可或缺的动力。

伟大的文学家高尔基曾说过:一个做主角的非有天才不可。而天才在于自信,在于自己的力量。

爱默生也曾说过:自信是成功的第一要诀。

莎士比亚也告诫世人:对自己都不信任,还会信任什么真理。

无数名人都说过有关"自信"的名言,无数事实证明,自信是一切成功的基础,自信可以消除许多困难,战胜许多挫折,以至于英国的民间有谚语下结论道:绝大多数的失败都是由于缺乏自信。相反,自卑则无形中给自己设置了更多的障碍,平添了更多的烦恼,强化了忧郁的根源。

小林以当地第一名的成绩考入北京某重点高校,第一学期期末,本来踌躇满志准备获取奖学金的她未能如愿。于是,她的情绪从此一落千丈,慢慢地,她开始怀疑自己的能力,开始变得不自信,觉得高估了自己的能力,甚至有些自卑起来。她整日郁郁寡欢,无心学习,也无法处理好与同学的人际关系,还整夜失眠。最后不得不去医院精神科检查,结果诊断她是患了抑郁症。

很显然,小林的自卑导致最后的忧郁,都是源于一次失败。可事实上,这样的失败在一个人的一生中可能要经历无数次。而对缺乏自信的人来说,只要一次,就可以让他们抛却自信,完全被自卑所困扰。

其实,这样的自卑很容易克服,只要相信自己,相信这次的失败只是成功的预演,就能够很好地化解自卑的负面影响。

有个小男孩头戴球帽,手拿球棒和棒球,全副武装地到自家后院。

“我是世界上最伟大的打击手。”他自信满满。把球往空中一扔,用力挥棒,但却没有打中。

他毫不气馁,又往空中一扔,大喊一声:“我是最厉害的打击手。”他再次挥棒,可惜又落空了。

他愣了半晌,仔仔细细地将球棒和棒球检查了一番。

他站了起来,又试了一次,这次他仍告诉自己:“我是最杰出的打击手。”然而他第三次尝试又落空了。

“哇!”他突然跳了起来,“原来我是第一流的投手!”

只要让自信充溢于生命,任何人都拥有同样的成功机会。冲破偏见的藩篱,拆除心灵的栅栏,自信的翅膀就会张开。

美国前总统罗斯福的夫人艾莉诺·罗斯福说过:“没有你的同意,谁都无法使你自卑。”自信是一个循环。如果你表现出足够的自信,别人就会认同你的自信,你就会因此而越来越自信。

自信是一种心态,但是这种心态并不是每个人生来就有的,它完全是后天的一种培养和锻炼。但让人惊诧的是,有的人的自信心态是靠不断的成功累积出来的,有的人的自信心态则是靠不断的失败锻造出来的,有的人的自信心态是靠人际关系搭建起来的,有的人的自信心态是靠金钱财富撑起来的……

很显然,虽然都是自信的心态,但其本质是有很大区别的。有的时候,这种区别能够给人带来更大的好处,而有的时候,这种区别则会让人遭受巨大的损害。如果你的自信心是靠成功累积出来的,是靠失败锻造出来的,那么这样的自信心态就属于前者;如果你的自信是靠出身、家族和金钱财富营造出来的,那就属于后者,不过是表面上看起来五光十色,实际上内心空空如也的肥皂泡罢了,这样的自信很容易崩塌。

鉴于自信心态的成色有所区别,给人们带来的好处和坏处也是难以估量和把握的,我们更愿意将自信看作是一种能力。任何一种能力都是经过长时间的学习、锻炼,逐渐培养出来的,自信也是一样。

自信的能力是对抗忧郁的有力武器。因为自信,很多人为的烦恼就会荡然无存;因为自信,很多困难、挫折就会望而却步;因为自信,很多失败就会变成成功的起点;因为自信,让人们相信自己可以战胜自己,成为生活的强者。

那么,如何培养这种自信的能力呢?

1. 自信就是发现真实的自己。

卡耐基说过一段耐人寻味的话:“发现你自己,你就是你。记住,地球上没有和你一样的人……在这个世界上,你是一种独特的存在。你只能以自己的方式歌唱,只能以自己的方式绘画。你是你的经验、你的环境、你的遗传所造就的你。不论好坏与否,你只能耕耘自己的小园地;不论好坏与否,你只能在生命的乐章中奏出自己的发音符。”

2. 自信就是悦纳自己、欣赏自己。

心理学家指出,发现自己的长处,是自信的基础。但在不同的环境里,优点显露的机会并不均等。例如你不擅长演讲,但你很善于倾听,后者同样是一种让人喜欢的习惯;你不会唱歌,可是足球踢得很好,后者也可以成为你自信的理由。

总之,在评价自己的时候,一定要采用场景变换的方法,寻找“立体的我”,不要因某一方面的不足而否定自己,这样你可能会意外地发现,原来自己也有很多值得骄傲的优点与长处。

当然,人要不断地反思自己,优点要敢于肯定,缺点也要勇于承认并改正。正确的态度是:用长处鼓舞自己的信心,用短处来警示自己的不足。

3. 坦然地面对生活中的痛苦和快乐。

拥有自信力的人往往心胸坦荡,在任何情况下都能坚持自己的原则,做到表里如一,一视同仁;承认自己不是最好的,与他人在观点上存在差异时能虚心接受批评,谦逊好学,不耻下问;能坦然接受他人的赞扬,也能正确面对生活中的顺境和逆境。

4. 尊重别人和自己。

拥有自信力的人不会靠贬低他人、否定他人来确立自己的自信力。恰恰相反,他们会尊重他人的意见,善于倾听,懂得尊重别人;当表达自己的观点、要求时,会尊重他人拥有的同样权利;他们能够做到尊重事实,出现问题时对事不对人。

5. 练习正视别人。

一个人的眼神可以透露出许多有关他的信息。某人不正视你的时候,你会直觉地问自己:“他想要隐藏什么呢?他怕什么呢?他会对我不利吗?”

不正视别人通常意味着：在你旁边我感到很自卑；我感到不如你；我怕你。躲避别人的眼神意味着：我有罪恶感；我做了或想到什么我不希望你知道的事；我怕一接触你的眼神，你就会看穿我。这都是一些不好的信息。

正视别人等于告诉你：我很诚实，而且光明正大。我相信我告诉你的话是真的，毫不心虚。

6. 把你走路的速度加快 25%。

许多心理学家将懒散的姿势、缓慢的步伐跟对自己、对工作以及对别人不愉快的感受联系在一起。但是心理学家也告诉我们，借着改变姿势与速度，也可以改变心理状态。你若仔细观察就会发现，身体的动作是心灵活动的结果。那些遭受打击、被排斥的人，走路都拖拖拉拉，完全没有自信心。使用这种"走快 25%"的技术，抬头挺胸走快一点，你就会感到自信心在滋长。

7. 用肯定的语气消除自卑感。

《物性论》一书的作者是古罗马大诗人卢克莱修，他奉劝天下人要多多称赞肤色黑黝的女人说："你的肤色如同胡桃那样迷人。"不妨将"骨瘦如柴"改说为"可爱的羚羊"，把"喋喋不休"改说为"雄辩的才华"。不同的语言可将相同的事实完全改观，而且还给人以不同的心理感受。运用肯定或否定的措辞，可将同一件事实形容成有如天壤之别的结果。在任何情况之下，只要常用有价值的措辞或叙述法，就可以将同一个事实完全改观，驱除自卑感，而令人享受愉快的生活。

8. 用自信培养自信。

如果缺乏自信时，一直做些好像没有自信的举动，就会愈来愈没有自信。相反，如果做些看起来很有自信的举动，就会感觉到自信又逐渐回到了自己身上。缺乏自信时，与其对自己说没有自信，不如告诉自己是很有自信的。为了克服消极、否定的态度，我们应该试着采取积极、肯定的态度。

丹麦有句格言说："即使好运临门，傻瓜也懂得把它请进门。"如果抱着消极、否定的态度，即使好运来敲自己的门，也不会把它请入内。机会来临时，更应该抛开自己消极、否定的态度。我们应该像砌砖块一样一块一块砌起来，堆砌我们对人生积极、肯定的态度。因为，自信会培养自信。

9. 做自己能做的事。

做自己做得到的事时，个性会显现出来。重要的是，与其极欲恢复自我的形象，不如找出现在可以做的事。知道应该做的事，然后加以实行，就可以从自我的形象中获得解放。总之，要试着记下马上可以做的事，然后加以实践，没有必要一定要立刻做一件伟大、不平凡的事，最好是自己能力所及的事，循序渐进，渐渐增加难度，直到完成自己认为伟大、不平凡的事。

心灵悄悄话
XIN LING QIAO QIAO HUA

无数名人都说过有关“自信”的名言，无数事实证明，自信是一切成功的基础，自信可以消除许多困难，战胜许多挫折，以至于英国的民间有谚语下结论道：绝大多数的失败都是由于缺乏自信。相反，自卑则无形中给自己设置了更多的障碍，平添了更多的烦恼，强化了忧郁的根源。

不按别人的要求而活

有一种人的忧郁看起来可怜多于可悲。这种人很忧郁,因为别人不理解他们,不了解他们,他们总也无法成为别人希望的样子,他们尽自己所能但还是不能让别人满意。他们忧郁的原因在很多人看来是有些不可思议,因为他们的忧郁缘于他们总是想迎合别人的想法,却总是以失败告终。

黎女士很幸福地和自己的初恋结婚了,憧憬的幸福生活就在眼前。从谈恋爱到结婚,黎女士就一直迁就、迎合对方,她认为这是一种爱的表现。因此,也就没有去改变。

她有时候有自己的想法,却不敢表达,就怕说出来对方会不高兴。时间长了,她学会了把内心细腻的感受和一些对对方的情感方面的要求收藏起来,她认为,反正对方要的自己能做到,迎合他,也是自己的成就啊,这不就是爱吗?

可是,尽管如此想,自己心里的不快乐却越来越多,有时候憋得自己有喘不过气来的感觉。迎合对于她来说,已经变成了一个习惯,无法戒掉了。

对方不喜欢她工作,她就不工作在家带孩子;对方不喜欢她见朋友,她就一个也不见,渐渐失去了所有朋友;对方不喜欢她上网怕她学坏,她就不上……尽管黎女士做出了如此多的牺牲,但并没有换得对方的关心,反而助长了对方的坏脾气,工作不顺心,竟然发展到拳脚相加。

现实生活中,我们大多数人都有过类似的经历,不是一味迎合上司,就是一味迎合家人,反正很少考虑自己的需要。总是让别人的言行来决定自己的行为,这样的人缺少主见,总想迎合别人,而别人的思想根本就不是我们能够影响和左右的,更别说是掌控了。一味地去迎合别人注定了会成为庸庸碌碌的芸芸众生中的一员;而那些能完完全全地掌控自己思想的人,会处处显出自己的主见,活出自我,多半会是一个成功者。

我们不得不说,那些不问自己心里的想法却因无法满足别人的期望而导致忧郁的人真的很不幸,也真的很活该。

张刚应聘到一家单位不久,刚进公司的他想给上司和同事们留下个好印象,于是事事都表现得很积极主动,他的努力和勤奋也博得了大家的一致赞赏。这原本是件好事,但是,太过积极的小张急于表现,总是大包大揽,结果不是因为时间不够而出现纰漏,就是因为疏忽导致某个环节出问题。不但招致上司的批评,而且还给公司造成了不小的损失,同事们也开始对小张有了微词。小张自己也觉得很委屈,自己一个人干好几个人的活儿,没有功劳也有苦劳,干吗出点儿问题就揪住不放。越想他自己越生气,干脆来个得过且过、混日子。不久,就被公司以消极怠工辞退了。这下,小张更郁闷了,整天牢骚满腹。

小张的郁闷来自为了迎合上司而干了本不该自己干的事,结果不但没有做出成绩,还因为精力有限不能兼顾而屡屡出问题,给公司造成了损失。事实上,小张首先应该做好本职工作,这才是他立足的基础,然后能者多劳,在自己能够兼顾的情况下,可以考虑多做一些。但是,如果连自己的本职工作都没有做好,那即使做得再多也都是徒劳。当一个人试图改变自己,按照别人的期望改造自己的时候,他就已经开始失败了。

首先,我们每个人都是为自己活的,活的是自己的人生。只有真正成为一道独特的风景,才会被人欣赏。其次,改变自己去迎合别人,这是舍本逐末的做法,自然不会有好的结果。最后,即使目前还没有成功,即使还需要仰望别人,还需要借助别人的力量,也并不意味着就要舍弃自我。否则,即使取得了成功,也不能算作真正意义上的成功。

正确的做法应该是:做自己,做自己期待的人,做自己希望成为的人,即使目前还没有成功,只要不放弃这样的思想,成功只是早晚的事情。

做自己,不要为迎合别人的期望,就削足适履,同时也不能太在意别人的议论。每个人在向着自己的目标迈进的过程中,都会遇到各种各样的困难和挫折,这其中就包括别人的非议和嘲讽。这都是正常的,我们需要做的是充耳不闻、视而不见,不妨做个“聋子”。

聋人听不到别人的嘲讽和议论，眼中只有自己的目标；聋人不受别人议论的影响，一心只向目标迈进。为了达到目的，我们不妨做一个"聋子"。

当然，需要特别注意的是，不在意别人的议论并不是一种妄自尊大、唯我独尊，而是坚持自己的理想和信念，不为别人的非议轻易动摇。因为每个人都需要善意的忠告和劝告，也需要友谊雨露的润泽。许多时候，自己脸上的灰尘，身上的缺点，自己难以看到，只有通过别人的忠告才可以发现。分辨出那些对自己有帮助的意见，屏蔽掉那些干扰自己正常生活的议论，才能够活出真我独特的风采，不为别人的议论而拘囿自己的心。

走自己的路，不要太在意别人的想法和议论。如果你还在为别人的议论发愁，那么试着做以下几件事，会让你重拾自信的快乐。

1. 自己和自己对话。搞清楚自己到底需要什么，不需要什么。搞清楚这个问题后，你才能初步解脱。

2. 不要把简单的事情复杂化。很多事情原本很简单，都是自己搞复杂了。一心想在别人心目中留下一个完美无缺的印象，这怎么可能？别人怎么看你，那是他的事。尽管有些人对你很重要，但如果表现不当，很可能会越表现越糟糕。你就是你自己，做真实的自己，不要太过于追求完美。

3. 你活你自己的就行，管别人怎么想呢？大家都在做自己的事情，你也把注意力放在这些事上吧，不要总惦记着别人怎么评价你。你把事情做好了，大家自然会用欣赏的眼光注视你；你整天在一些无关痛痒的小事上纠缠不清，只能是作茧自缚。在别人心目中，我们并没有自己想象的那么重要，我们也许有些顾影自怜和自作多情了吧！

4. 人是活的，是有主动性、能动性的。你需要主动去寻找快乐，主动做你能做的事情！不喜欢的人，不喜欢的环境，那就暂时避开吧。

心灵悄悄话
XIN LING QIAO QIAO HUA

每个人在向着自己的目标迈进的过程中，都会遇到各种各样的困难和挫折，这其中就包括别人的非议和嘲讽，这都是正常的。

走自己的路，让别人跟不上你

每个人都应该选择走自己的路，因为只有走自己的路，才可能更切合自身的实际，成功的可能性才更大些。

大凡给人们的生活和社会发展带来巨大推动力的发明、成果、技术成就等，无不是具有独创性的创举。即使是从每个人自身的发展来看，也遵循这样的轨迹。第一个吃螃蟹的人总是能分得最大的一块蛋糕，后面的跟随者即使能够分到蛋糕，那也只是别人剩下的了。

很多人人生的失败就在于此。他们总是看到别人从事哪一行很有发展，于是匆匆忙忙地投身其中，结果没多久就发现自己坚持不下去；于是又盯上了别人，总在转行，总在重复之前的错误。

接连不断的失败让人身心备受打击，如果不能及时制止，或者寻找到失败的原因，这样的失败会导致心理一直处于失衡状态。失败总是让人郁闷不已，而不断失败只会让这种郁闷加重，导致心情忧郁。

失败是成功之母，但是如果不能从前一次的失败中吸取教训，那么失败的简单积累并不等于成功，只可能是同一个错误的不同翻版和重复罢了。

一个人失败的原因有很多，但是几乎有一个是共同的，那就是从众心理。他们没有找到适合自己的发展道路，跟着别人走的结果就是，别人到家了，他被拒之门外。

心理学上的从众心理，就是我们常说的“人云亦云”“随声附和”“随大流”，就是“凑热闹”。这几乎是我们生活中“不可缺少”的“重要”内容之一。

有人做过这样一个有趣的实验：在一群羊前面横放一根木棍，第一只羊跳了过去，第二只、第三只也会跟着跳过去；这时，把棍子撤走，后面的羊走到这里，仍然像前面的羊一样，向上跳一下。尽管拦路的棍子已经不存在了。这就是所谓的“羊群效应”。它充分印证了从众心理的存在。

人被称之为高级理性动物，但其实很多时候都做着和动物们一样的事情。

当一个人的思想被别人决定，或者说一个人不能完全、独立地掌控自己的思想，那么失败几乎就是不可避免的了。

当然，不可否认的是，我们从书本上学到的知识，接受的别人的建议，借鉴的别人的经验，一些客观存在的真理和事实，这些我们都必须去从众，也应该去从众，因为这些都是前人通过实践证明了正确的或者可行的方法和理论，我们按规则去做能节省不少的时间和精力。

但是，具体问题要具体分析。从众的积极意义在于，有助于学习他人的智慧经验，扩大视野，克服固执己见、盲目自信，修正自己的思维方式、减少不必要的烦恼如误会等；消极意义则在于，抑制个性发展，束缚思维，扼杀创造力，使人变得无主见和墨守成规。

如果一个人遇事缺乏分析，不做独立思考，不顾是非曲直而一概服从多数，随大流走，就是不可取的，是一种消极的“盲目从众心理”。很多人的失败也正是缘于这一点。

每个人都是独特的一个。因此，适合别人的未必就是适合你的：不要试图去复制别人的成功，很多时候这样的做法只能换来更大的失败。所以，选择适合自己的，才是最重要的。

如果说飞翔是鸟的天职，游水是鱼的天职，绽放是花的天职。那么，我们的天职就是找到一条适合自己的路。

在我们的漫漫人生中，有的路柳荫匝地，有的路落英缤纷，有的路表面阴云密布转角就柳暗花明，有的路看上去阳光明媚却暗藏玄机，而只有选择一条适合自己的路，才是最好的路。

我们常说“坚持到底就是胜利”，很多人忽略了一个重要的前提——方向要正确，否则就会南辕北辙，越坚持错得越严重，受到的打击也越大。

古人言：“三百六十行，行行出状元。”生活中有多少实例证明，只有适合自己的路，才是最好的路，才是能够成功的路。那么，如何才能选对自己的路呢？

首先，认清自己。真正地认识自己这并不容易，但是只有明白自己的长处和缺点，才能知道自己的兴趣在哪里，才能知道自己在哪个方面更能做出成绩。

其次,树立明确的目标。在认清自己的基础上,为自己树立一个明确的目标,让这个目标指引着自己前进。切记不要看到哪个行业热门就从事哪个行业。也不要看到别人在某方面成功就投身其中。

第三,可以借鉴别人的经验和教训。但是必须有自己的思想。很多人缺乏主见的结果就是导致在一些没有必要的事情上浪费精力和时间,最后做了无用功。

第四,坚持自己设定的目标。只要清醒地认识了自己,确立了明确的、切实可行的目标,那接下来要做的就是努力和坚持,这时候的坚持才有意义。

心灵悄悄话

XIN LING QIAO QIAO HUA

每个人都是独特的一个。因此,适合别人的未必就是适合你的:不要试图去复制别人的成功,很多时候这样的做法只能换来更大的失败。所以,选择适合自己的,才是最重要的。

不要轻言放弃

成功需要坚持，失败更需要坚持。成功需要坚持，才可以将成功巩固下来，并不断做大做强；失败需要坚持，是因为失败的时候，坚持才能让人尽快度过困难时期，重拾信心，从头再来。

失败是不可避免的，谁也不可能是常胜将军。因此，困难和挫折也就成了一种常态。既然是常态，就需要我们拿出平和的心态来对待它，而不是躲着困难走，更不是一遇到困难就垂头丧气、灰心失望。

很多人的忧郁来自任性和自我放弃。所谓任性，是指在遇到困难时任由自己的思想、意志左右自己的行为。而一般情况下，这时候的思想意志是怯懦的，是随波逐流的，这也正是一些人在困难中陷于忧郁的重要原因。

而自我放弃则指一些人在遇到困难时，在还没有弄清楚客观情况，或者没有试着坚持的情况下，就选择了向困难投降。他们之所以这么做，多半是自行夸大了困难的程度，对意志进行了自我摧残，导致思想上陷于绝望境地，信心也就荡然无存了。

事实上，一个成熟的人首先是一个能够自我掌控的人，在困难的关头，不会自乱阵脚。即使陷入万丈深渊，也不会放弃，这时候，他们的信心往往能够带来转机。

二战期间，在美国服役的普拉格曼受伤，双腿一时瘫痪。为了挽救他的双腿和生命，舰长决定由一个海军下士驾小船把他送上岸医治。小船在夜色下迷失了方向。极度困境中，下士惊慌失措，无望之下拔枪对准了自己。面对如此突发的局面，普拉格曼劝告说："你别开枪，我有一种神秘的预感，虽然我们在危机四伏的黑暗中飘荡了四个多小时，孤立无援，而且我还在淌血……不过我认为即使失败也要有原则性，绝不要堕入绝望的深渊。"果然，没过多久，他们就看到前方突然闪现出无数强光。原来这是自己的军队在用高射机枪向敌机开火，他们已经接近自己的驻军了。

事物是在不断发展变化的，或许此时对你来说意味着绝境的局面，在下一刻就会出现转机。当然，这个转机也许是在下下一刻，下下下一刻……无论是在什么时候，都需要凭借顽强的意志坚持下来，才能等到转机的出现。

一些人之所以深陷忧郁，很大程度上是因为他们在遭遇挫折、打击后，并没有选择坚持，从而走出困难时期。或者他们也曾试图坚持，但是坚持的力度不够，没有迎来转机。于是，他们被失败的负面情绪包围着、麻醉着、习惯着、痛苦着……

林语堂说："人生不能无梦，世界上做大事的人，都是由梦得来，无梦则无望，无望则无成，生活也就没有兴趣。"一位诗人说过："把生命的悲哀弃于指缝，把希望的绝唱托于掌心，当我们以优质的思维、优秀的意志，舒展这般从容不迫的潇洒自如，入诗的便是净化的语言，入梦的便是过滤的先知。"

在上面的事例中，普拉格曼脱险后成了小说家，在回忆中他写道："自从那夜之后，此番经历一直留在我的心中。这个戏剧性事件竟包容了对生活真谛认识的整个态度。因为我有不可征服的信心，坚忍不拔，绝不失望，即使在最黑暗、最危险的时刻，我相信命运还是把我召向一个陌生而又神秘的目的地……尽管每天我总有某方面的失败，但当我掉进自己弱点的陷阱时，我总是提醒自己，重要的是要了解之所以失败的原因，这更接近认识自我的一种日常生活的严峻考验。无论如何，当我相信自己还能梦想一个比现在更美好的我时，我就找到了慰藉，就找到了工作过程中的深深的快乐。"

当心中一直抱有希望的时候，这个希望会促使人们继续未竟的事业，会催促人们在逆境中也不停下前进的脚步，直到最后走出逆境，重见光明。

成长的道路不是一帆风顺的。就像幼鹰要面对折翅的磨难；竹笋要面对刺破皮肤的苦痛；海蚌要面对石子的摩擦，但只要不畏艰难，坚持不懈，幼鹰终会飞翔在自由的蓝天，竹笋终会变为挺拔的翠竹，海蚌终会成为珍珠的温床。

学会坚持其实并不难，首先，要有坚强的意志。这是前提，很多时候，人们之所以败下阵来，并不是能力不够，而是把困难想得太大，自己把自己给打败了。

其次，心中要充满希望。希望是最直接的动力，只要相信自己一定能够战胜困难，那行为就会变得更加积极，会向着成功的方向挺进，而不是在困难的泥淖中徘徊。

第三，冷静地对待困难。尽量以平和的心态和冷静的态度面对困难，就可能找到失败的原因，进而找到脱困的办法。自乱阵脚往往就是失败的开始。

第四，坚持，再坚持。即使已经看到了彼岸，但是如果不能坚持挺过眼前的风浪，胜利也一样不属于你。

心灵悄悄话
XIN LING QIAO QIAO HUA

很多人的忧郁来自任性和自我放弃。所谓任性，是指在遇到困难时任由自己的思想、意志左右自己的行为。而一般情况下，这时候的思想意志是怯懦的，是随波逐流的，这也正是一些人在困难中陷于忧郁的重要原因。

“优秀”靠的是长期的积累

所谓“千里之行，始于足下”“不积跬步，无以至千里”“铁杵磨成针”……任何一种成功都是从量变到质变的积累。

很多人都熟知那句话——行为决定习惯，习惯决定性格，性格决定命运。人是习惯的动物，总在不自觉间为强大的惯性力量所左右。无数例子证明，伟大的习惯可以助人成就辉煌，不良的习惯可以败坏人的一切。习惯的力量是如此的强大，它间接地决定了一个人的命运。

有一头驴子，打小就在磨坊里拉磨，整天绕着石磨兜圈子，勤勤恳恳。就这样，日复一日、年复一年地循环往复，直到它老得再也拉不动石磨的时候。主人觉得它劳苦功高，杀掉它又于心不忍，最后决定把它放养到旷野之中，让它在绿草地里安闲自在地度过余生。由于这头驴子从没享受过蓝天白云下的安逸生活，作为动物的它已经失去了如何去融入大自然的天生本领。因此在宽阔的旷野中，这头驴子唯一的工作就是在吃饱之后，围着一棵树不停地兜圈子，直到老死在这棵树下。

很多人总是说“忙得要死”“根本就没有时间休息”等诸如此类的话，事实上，这就是习惯导致的恶果。

人的天性决定了人每时每刻都在无意识地培养着习惯，也每时每刻都在被习惯所左右着。因此，我们需要明确自己培养的是什么习惯，能不能被习惯所左右、受习惯的影响。

习惯是对一种行为的反复强化，有的习惯很容易形成，有的则需要很长时间才能养成，但无论是什么样的习惯，想要改变都不是轻易能做到的。之所以难以改变，是因为习惯是反复强化和积累形成的，一旦形成，就变成了一种下意识的动作，不需要再经过大脑的思考支配。

一些人之所以成功，就是因为他们拥有众多的优秀习惯，这些优秀习惯给他们带来了成功的人生。而优秀习惯的养成，也和其他的习惯一样，是一个长期积累的过程和结果。

“优秀”是一种品质，更是一种习惯，它体现在生活和工作中的点点滴滴，比如责任感、积极乐观、诚信、进取、勤奋、守时、认真、坚强、坚持、毅力、追求梦想等，这每一种能够给人们带来成功因素的优秀品质，不是与生俱来的，完全是后天的教育和培养，完全是一个长期积累的过程。成功就是这些优秀品质和习惯不断积累的结果，而习惯就是把成功所必需的事情坚持下来。

查理·斯瓦布小时候生活在宾夕法尼亚的山村里，因环境的贫苦只受过短短几年的教育。从15岁起便孤身一人在宾夕法尼亚的一个山村里赶马车谋求生路。两年后，他谋得另外的工作，每周只有2.5美元的报酬，在这期间他完成每项工作都力争尽善尽美，做到最好。一次偶然的机会让他成了卡内基钢铁公司的一名工人，日薪1美元。做了没多久，他就升任技师，接着升任总工程师。过了5年，他便兼任卡内基钢铁公司的总经理。

当他还是钢铁公司一名微不足道的工人时，就暗暗下定决心：“总有一天我要做到高层管理，我一定要做出成绩来给老板看，使他自动来提升我。我不去计较薪水，我要拼命工作，做到最好，使我的工作价值远远超过我的薪水。”

他每获得一个位置，总以同事中最优秀者作为目标，他从未像一般人那样想入非非。那些人常常不愿使自己受规则的约束，常常对公司的待遇感到不满，做白日梦等待机会从天而降。斯瓦布深知一个人只要有远大的志向和目标，并为之努力奋斗，尽力做到最好，就一定可以实现梦想。

在工作中他充满乐观和自信，从不妄想一步登天，不管做什么事都竭尽所能，他的每一次升迁都是势所必然的。他由弱而强的秘诀是：每得到一个位置时，从不把月薪的多少放在心里，他最注意的是把新的位置和过去的比较一番，把事情做到更好，看看是否有更大的前途。正因为如此，39岁时，查理·斯瓦布一跃升为公司的总经理。

很多人只是盯着果实，却不知道结果是需要长期的培养和积累的，他们总是想省略过程，而直接到达结果。可问题是他们根本就没有准备好，不是遭遇障碍，就是掉进陷阱，自己又急于得到结果，急迫的心情导致他们屡屡碰壁，却又不去分析原因，而是更加急迫，于是不断的失败接踵而来。当一次次失败不断积累的时候，这样的人生也就注定被沮丧和烦恼所笼罩了。

事实上，对优秀的积累同时也是一个和时间赛跑的过程。从确立自己的人生目标开始，我们就要对自己所做的每一件事有明确的规划和目标，而且要告诉自己，这是为自己的理想在努力，而不是为了挣薪水。并且在做每一件事情的时候，都要尽力做到最好，以此激发自己的潜能，维持不断提升自我的感觉，这样每一次都会比前一次有所进步。这样的积累是一个长期的过程，但是每一步都是实实在在地朝着理想迈进的，每一步的积累就变成了对成功的一种丈量，结果也就是水到渠成的了。

所以，不要抱着买彩票的心态去买人生的船票，也不要试图走捷径。优秀需要的是每一种品质、每一个细节、每一种习惯、每一次经验、每一份成功的不断积累。

"我们每一个人都是由自己一再重复的行为所铸造的。因而优秀不是一种行为，而是一种习惯。"记住先哲亚里士多德的话，从现在开始，让优秀成为一种习惯，而且在这种优秀的习惯中，享受生命的过程。

心灵悄悄话

XIN LING QIAO QIAO HUA

习惯是对一种行为的反复强化，有的习惯很容易形成，有的则需要很长时间才能养成，但无论是什么样的习惯，想要改变都不是轻易能做到的。之所以难以改变，是因为习惯是反复强化和积累形成的，一旦形成，就变成了一种下意识的动作，不需要再经过大脑的思考支配。

第五篇 学会放下，你会得到更多

爬山时不一定非要到达山顶，跑步时未必非要第一个撞到红线。

因为，也许半山腰的风景更美丽，也许争第一名比保第一更有动力。学会放弃，既要放弃烦恼的纠缠，也要放弃成功的喜悦。拥有豁达平和的心态才能冷静客观地面对明天。

所以，太多的事情不能如你所愿的时候，各种厌恶感就不知不觉地产生了。以一种客观的态度去面对问题，去认清这个社会乃至这个世界的本质。

请记住：如果选择放弃了你，请放开自己。

活在当下，不杞人忧天

每个人的世界都分成三个阶段：过去、现在和将来。看起来，人们似乎都是活在现在的世界里，享受现实的生活，其实不尽然。有的人生活在过去，有的人生活在将来，只有极少的人生活在现在。

也许有人会说，只有古人才生活在过去，也只有还没出生的人才生活在将来，只要是活着的人都是生活在现在。这样的说法只是着眼于人的生命的存在时间。而事实上，很多人生命存在于现在，但是思想却活在过去或者将来，这样的人自然不能说是活在现在，因为现在的时光被他们白白浪费了，现在对他们来说是没有任何意义的。

身处忧郁之中的人大多是活在过去和将来，他们的思想被过去的种种不幸纠缠，被过去的种种问题困扰，被为将来的种种担忧和焦虑袭扰，以致根本无暇顾及现在。看似他们的生命存在于现在，但是，现在其实是被他们彻底虚度的。

这样的人生是悲哀的。很多人重视回忆，希冀将来，却唯独对今天的大好时光视而不见。结果，每一个今天瞬间都变成了过去。于是，他们总在试图抓住时间的尾巴，却总是被时光远远地抛下。正如俗话所说："为误了头一班火车而懊悔不已的人，肯定还会错过下一班火车。"

英国前首相劳合·乔治有一个习惯：随手关上身后的门。有一天。乔治和朋友在院子里散步，他们每经过一扇门，乔治总是随手把门关上。"你有必要把这些门关上吗？"朋友很是纳闷。"哦，当然有必要。"乔治接着说，"我这一生都在关我身后的门。你知道，这是必须做的事情。当你关门时，也将过去的一切留在后面，不管是多么美好的成就，还是让人懊恼的失误，然后你才可以重新开始。"

关上身后的门，与过去隔断，将属于过去的一切留在过去，然后，从今天重新开始。从昨天的风雨里走过来，身上难免会沾上尘土和霉气，心中多少留下一些酸楚的记忆，这是不能完全抹掉的。我们需要总结昨天的失误，但我们不能对过去了的失误和不愉快耿耿于怀。因为伤感也罢，悔恨也罢，都不能改变已经逝去的过去，无非是增加心灵的重荷而已。

关上的门和下一个等待开启的门之间，就是我们需要好好珍惜的现在。其实，只要不让现在虚度，不要花费现在去为昨天的烦恼揪心，也不要花费现在去为将来担忧，把现在应该做的事情做好，就是很好地活在了当下。

享誉世界的书画家齐白石先生，90多岁后仍然每天坚持作画，“不叫一日闲过”。有一次，齐白石过生日，他是一代宗师，学生、朋友非常多，许多人都来祝寿，从早到晚客人不断，先生未能作画。第二天，一大早先生就起来了，顾不上吃饭，走进画室，一张又一张地画起来，连画5张，完成了自己规定的今天的“作业”。在家人反复催促下，吃过饭，他又继续画起来，家人说：“您已经画了5张，怎么又画上了？”

“昨天生日，客人多，没作画，今天多画几张，以补昨天的‘闪过’呀。”说完又认真地画起来。齐白石老先生就是这样抓紧每一个“今天”，正因为这样，才成就了他充实而光辉的一生。

活在当下就是不要试图储备将来，因为还没有到来，会有怎样的景象呈现在我们的面前，一切都是未知数。否则，试图提前为将来做点什么，很可能到头来都做了无用功。

有个小和尚每天早上负责清扫寺庙院子里的落叶。清晨起床扫落叶实在是一件苦恼的事情，由于在秋冬之季，每一次起风时，树叶总会随风飘落下来。每天都要花很多时间才能扫完树叶，这让小和尚很苦恼，他一直想找个好办法来让自己轻松一些。有个和尚跟他说，你在明天打扫之前先用力摇树，把落叶统统摇下来，后天就可以不扫落叶了。小和尚认为这个办法好，于是第二天很早起床，使劲地摇树，他想，这样就可以把今天跟明天的落叶一次扫干净了。一整天，小和尚开心极了。到第二天，小和尚到院子一看，不禁傻了眼，院子里如往日一样落叶满地。一位老和尚走过来对小和尚说：傻孩子，无论你今天怎么用力，明天的落叶还是会飘落下来的。

小和尚终于明白了一个道理：世上很多事是无法提前的，唯有认真地活在当下，做好眼前的事情，才是最真实的人生态度。一个人每一天都有每一天的任务和使命，唯有认真地活在当下，努力做好眼下的事情，完成今天的任务和使命，才是最真实的人生态度。我们可以为将来做好准备，这样能够更好地抓住将来。而为将来最好的准备其实就是活好今天，把一个个“现在”活得精彩，等“将来”到来的时候，我们已经做好了准备。就如同我们盖房子，只要从地基开始扎扎实实地一米一米地盖起来，最后必将呈现一个坚固美观的摩天大厦。而如果总想着最后一层，而忽略了现在的这一层，那很可能盖不到最后一层就垮掉了。所以，重要的是做好现在应该做的，这样才不会出纰漏。

人生就是一场现场直播，既没有彩排，也没有重播，更没有剪辑。人生不可能重来，不可以跳过，我们只能选择最有意义的方式度过，那就是活在当下。

活在当下意味着无忧无悔。对未来会发生什么不去做无谓的想象与担心，所以无忧；对过去已发生的事也不做无谓的思虑与计较得失，所以无悔。人能无忧无悔地活在当下，喜悦而不为一切由心所生的东西所束缚，就真正体会到了生活的意义。

心灵悄悄话
XIN LING QIAO QIAO HUA

活在当下意味着无忧无悔。对未来会发生什么不去做无谓的想象与担心，所以无忧；对过去已发生的事也不做无谓的思虑与计较得失，所以无悔。人能无忧无悔地活在当下，喜悦而不为一切由心所生的东西所束缚，就真正体会到了生活的意义。

得到的未必抓得住，失去的不等于没得到

人的一生其实就是一个不断得到和失去的过程，重要的不是得到了多少，也不是得到的多、失去的少，而是得到了什么，又失去了什么。有时候得到了，并不意味着就可以一直拥有；有时候失去了，也并不意味着就再也得不到。

得到和失去如同一枚硬币的两个面，看到一面，必然会看不到另一面，但是只有两个面同时具备，才是一枚完整的、有价值的硬币。

得到的同时也就意味着失去。鱼和熊掌是不能兼得的，有的人挖空心思得到了地位、职权，以为其他的一切就都顺理成章地得到了，结果他们发现，成天的苦心经营、勾心斗角，使得自己失去了最宝贵的快乐和幸福；有的人将所有的精力都用在工作上，他们失去了很多和家人、朋友在一起的机会，失去了很多平常的幸福和生活的乐趣，但是成绩突出，进步明显，得到了提拔和重用。

得到和失去又是能够共存的。有时候，并不是只有失去才能得到，也并不是只要得到就意味着失去什么。我们得到生命，就意味着我们得到了所有的一切，喜、怒、哀、乐、酸、甜、苦、辣，从这个意义上来说，得到了，并没有失去什么。我们失去了健康的身体，即使换来花不完的金钱，但没有了健康的身体，一切都失去了意义。

得到和失去更多的时候是辩证统一的。有时候为了得到，人们花尽心思，想尽办法，受尽煎熬，可最后不但没有得到自己渴望的，反而失去了更多。所谓“有心栽花花不开，无心插柳柳成荫”，总想着得到，反而得不到；相反，以平常心对待，反倒得到更多。即使得不到，也只需淡淡一笑，退回自己原来的位置，享受拥有的快乐，而不为欲望驱使，患得患失，懊悔沮丧，耿耿于怀，遗憾后悔，这样的失去又何尝不是一种得到呢？

《开心辞典》节目，充满了智慧和人性的美丽。总有梦想会被实现，也总有更多的陷阱虚位以待，而主持人王小丫的微笑永远不败，不停地问你："继续吗?"继续下去，或者成功，赢得大奖；或者失败，退回到原点。这是逆水行舟的世界，不进则退。

答对12道题的人并不多，往往是到3道、6道或者9道题的关卡，因为一次失误，前功尽弃，被淘汰出局。但是许多选手依旧选择"继续"。于是，我们看到了更多的最后一无所获，失落和不甘心就那么明白地写在脸上，完全不再在意面对的是全国的亿万观众。

有一次，一位答题者很幸运，已经闯到了第9道题。三个求助方法他已经全部用完，而这个题他毫无把握。他怀孕的妻子就在台下，关切地看着他。

王小丫又在问："继续吗?""不。"思索半刻，他眉头展开了，很肯定地说："我放弃。"

王小丫一愣。一般来说，很少有人会这么肯定地选择放弃，尤其在全国电视观众面前。兴许机遇好，蒙对了呢？可能很多观众面对这个男人的选择会不屑地说："真不像个男人。太保守了！答错了往回扣分嘛，怕什么?"

王小丫又继续问："真的放弃吗?"她一连问了三次。那位答题者一丝犹豫都没有，点头说："真的放弃。""不后悔?"王小丫问。他笑："不后悔，我设定的家庭梦想都已实现。应该得到的，已经得到了。"

就这样，他只答了9道题，没有冲向完美的12道。男主持人问他："如果你的孩子长大后问你，爸爸，那天在《开心辞典》你为什么放弃?"他说："我会告诉孩子，人生并不一定非要走到最高点。"主持人问："那你的孩子又问，那我以后考80分就满足了行不行?"他笑着回答："如果他已经付出最大的努力，如果他对80分满意，我赞同。不是每个人都要拿第一。人生懂得放弃，才会得到更多。"全场响起了热烈的掌声。

能有如此的感悟，这样的人是睿智的，是豁达的。因为他知道，诱惑就是诱惑，它能让你得到，更能让你彻底失去。很多人一生都在孜孜不倦地追求、占有，结果被得到和失去彻底控制了内心，一点不起眼地得到，他们可能为之欣喜若狂；一点儿不足挂齿的失去，他们也可能捶胸顿足，甚至痛哭流涕、万分遗憾。这样的人生，即使得到了，也难有真正的快乐。相反，些许的失去更可能变成巨大的打击，让心情落入万丈深渊。这样的人得失心太重，这样的人的心情自然会被郁闷笼罩。

就像手中握一把沙，你的手握得越紧，沙子漏得越多越快；相反，如果稍稍松开一些手，留在手中的沙子反而更多。一个人只有懂得了放弃的真意，才能理解“失之东隅，收之桑榆”的妙谛。懂得适时地有所放弃，这正是我们获得内心平衡，获得快乐的好方法。

心灵悄悄话

XIN LING QIAO QIAO HUA

能有如此的感悟，这样的人是睿智的，是豁达的。因为他知道，诱惑就是诱惑，它能让你得到，更能让你彻底失去。很多人一生都在孜孜不倦地追求、占有，结果被得到和失去彻底控制了内心。

不是为了喘口气

一天上课时，老师叫学生在第二天每人带一个大口袋，并让他们去蔬菜店买一袋马铃薯。学生们都觉得老师的要求很奇怪，但都按照老师的要求做了。

回到课堂上，老师说："你们可以拿一个马铃薯，在上面写上你不可原谅的人的名字和得罪你的日期。写好后把它放进袋子里，不管走到哪里和做什么都得带在身上。"

大家都觉得这个游戏很好玩，就纷纷拿出马铃薯写上不可原谅人的名字和日期。

马克不一会儿就放了5个马铃薯在自己的袋子里：那天玛丽说我刚剪完的发型很丑，还有休斯打了我的头，约翰不让我抄他的作业……我不会原谅他们的，马克心里默默地说。

就这样过了一周，大家不管到哪里都背着大口袋。第二周一回到学校，马克的袋子里已经有50个马铃薯，他感觉好沉，带着也很累。

上课了，老师问："你们是不是觉得背着这个袋子很累呀？"

同学们都说："是！"

"那我们应该怎样做呢？"老师接着问。

大家没有回答。

"我们是不是应该把它放下呢？"

"是呀！"同学们高兴地回答。

每个人的背上都有这样一个袋子，里面装满了每一次被伤害后的怨恨，每一次被误解时的气愤，每一次被指责后的烦恼，还有欲望、回忆、未来、奢望、失败、痛苦……不但装着这些东西，你还会时刻提醒自己不能忘记，以后好加倍地"回报"那些伤害自己的人，加倍地"得到"自己渴望的东西。

这个口袋会随着岁月的流转越装越大,也越来越沉,不但影响了赶路,也影响了心情,最后甚至压得自己直不起腰来。更重要的是,这些东西不仅压在背上,更是压在心里。总是加重内心的重荷,长此以往,即使增加的一片羽毛,也会变成“最后的一根稻草”。

人们的忧郁正是缘于此。正是因为总是放不下那些烦恼、痛苦、伤心、压力等各种负面情绪,才给了它们不断累积的机会,直到最后的一根稻草出现,人终于滑向了忧郁的泥潭。如果能够及时将这些负面情绪放下,尽量缩短它们在心里存留的时间,那么就能够给心灵一个畅通的空间,不至于被负面情绪彻底堵死。

所以,拿得起还要放得下。光拿得起不懂得放下,就会让自己不堪重负;只懂得放下而不懂得适时拿起,人生就会是偏安一隅,无法感受到生命的广博和辽阔。

古语云:君子坦荡荡,小人长戚戚。一个人只有遇事拿得起、放得下,才能永远保持一种健康的心态。

很多人之所以深感压力重重,生活不尽如人意,人际关系紧张,工作难言满意,除了技术上的问题,最大的原因就是不懂得放下。欲望太多,所以深感压力重重;盲目攀比,所以觉得不尽如人意;只想得到而不愿付出,所以人际关系紧张;欲速则不达,所以难言满意。

长期处于这样的状态中,偶尔地放下会让人们感到来自心底的畅快和轻松,但总是难以维持,总是在匆忙的追求中又被压力、烦恼、担忧、生气、伤心等挤得无处存身。所以,放下,不是为了喘口气,然后再匆忙地扛起来,而是彻彻底底地放下,不仅从身上放下,更要从心里放下。

奥地利心理学家阿德勒是一名钓鱼爱好者。一次,他发现了一个有趣的现象:鱼儿在咬钩之后,通常因为刺痛而疯狂地挣扎,越挣扎,鱼钩陷得越深,越难以挣脱。就算咬钩的鱼成功逃脱,那枚鱼钩也不会从嘴里掉出来,因此钓到有两个鱼钩的鱼也并不奇怪。由此,阿德勒提出了一个相似的心理概念,叫作“吞钩现象”。

每个人都有在意的东西,这些东西就像人生中的鱼钩,让我们不小心咬上,深深地陷入心灵之后,我们不断地负痛挣扎,却很难摆脱这枚“鱼钩”。

相反，如果你能做到放下，设计再精巧的鱼钩也不能使我们上钩。

海玲拥有规模不小的企业。她拥有丈夫细致入微的爱，但童年时父母离异带给她的创伤让她一直难以释怀。生了孩子后，她发现自己得了产后抑郁症。花了很多年的时间，用了很多方式，她始终没有能够调节过来。再加上一直忙于事业，也就搁置了起来，只是偶尔感到严重时吃点儿药。儿子的青春期反应到来的时候，海玲的抑郁发作也到了崩溃的边缘，有强烈自杀倾向的她，再次找到了心理医生。

导致海玲严重抑郁的心结是：

1. 别人一个不经意的眼神都让她颤抖；因为她觉得自己的额头上贴着"父母离异"的标签。这个标签带给她无数的折磨，也无时无刻不让她在内心体会着孤独和仇恨。

2. 这么多年来的创业，让她拥有了丰富的物质财富，但是她感觉自己的心依然像一只断线的风筝，找不到落脚的地方。事业、爱情，都无法弥补从小缺爱的缺憾。她变得脾气暴躁、心里发慌，经常用外表的强大来掩盖内心深处的自卑和脆弱。

3. 在她的眼里，父母只是需要照顾的"老人"。她无法在内心真正原谅他们对她的抛弃。尽管她承担了赡养他们的责任，但是就连他们的名字，都会让她全身发抖，更不要说跟他们生活在一起了。

4. 她发现，自己的孩子进入青春期后，不仅开始逆反，而且儿子脸上的冷漠表情让她的内心充满了绝望。这样一代一代相传的痛苦，何时是个尽头？如果这一切都无法改变，那么成功的事业又有什么意义呢？

找到抑郁的源头，心理医生进行了有针对地治疗。医生告诉她：如果不想将这份不原谅传递下去，就应该在这一代做一个了断。她一直在用一种不原谅的方式报复自己的父母。"我的父母幸亏生了我"这是她心里想说的话。这道槛过不去放不下，就永远攥在她手里。放下垃圾，放下内心对他们所有的计较、愤怒，才能快乐。

后来，海玲尝试着从平心静气地面对父母开始，慢慢请他们吃饭，给他们买衣服，真正从内心关心他们。她发现，自己比以前更忙了，更累了，但比以前更快乐、更踏实了。

和海玲不同，一些人想得到更多，但是又怕失去已经到手的；一些人想到了放弃，但是又怕再也没有机会得到；一些人希冀阳光灿烂的明天，但是又念念不忘阴雨连绵的昨天；一些人渴望美好的未来，但是又羁绊于眼前的小利……人生就在这样的犹豫、不舍中起起伏伏，好似机会就在眼前，却总也抓不住，人生之路因此多了更多的叹息。

其实，要摈弃这种不舍的想法，学会彻底放下，只要心无旁骛，专注于一个念头和目标，就可以做到。

百丈禅师的一个弟子向老师问道："如何才能成佛？"大师说："放下！放下你一切执着于成佛的念头，放下你总是执着于成佛的那颗心。"对这则公案诠释最好的是一个登山者，这个登山者在一次登山中，首次不使用氧气，成功登上了世界最高峰——珠穆朗玛峰。当他下山后，人们纷纷问他成功登顶的秘诀时，他说："这没有什么秘诀，我知道大脑是一个重要的耗氧源，科学家曾告诉我们：各种思想在大脑中相互撞击时，竟要消耗我们吸入全部氧气的40%。所以，为了减少对氧气的消耗，我只有向前走这一个念头，至于其他的任何想法我把它们统统从脑子里抛掉，没有了任何的杂念，我就等于放下了一个背在身上的巨大的包袱！轻松地向前，这就是我成功的全部秘诀。"

心灵悄悄话
XIN LING QIAO QIAO HUA

人们的忧郁正是缘于此。正是因为总是放不下那些烦恼、痛苦、伤心、压力等各种负面情绪，才给了它们不断累积的机会，直到最后的一根稻草出现，人终于滑向了忧郁的泥潭。如果能够及时将这些负面情绪放下，尽量缩短它们在心里存留的时间，那么就能够给心灵一个畅通的空间，不至于被负面情绪彻底堵死。

慢下脚步，别因匆忙忽略路边的风景

我们每天都在为所谓的追求忙碌奔波着，就像踏上了一列高速行进的列车，在向前面的目标急速奔驰中，窗外的风景永远都是一闪即过，等不及细细回味，眨眼间留下的只是模糊的幻影……

在人生这个漫长的旅途中，很多人只是忙不迭地奔向一个又一个的目的地，以为到了目的地，就能够得到不同寻常的幸福和快乐。结果，让他们失望的是，每一个目的地的到达，都只是平凡得不能再平凡的小小幸福，有时候甚至是失败的痛苦，于是，他们期待，或者确信下一个目的地一定会有自己想要的，赶紧匆忙地向下一个目的地奔去。他们根本就来不及看看身边掠过的风景，殊不知，那其实就是自己最容易得到的幸福和快乐。

很多人就是这样放弃了手边的幸福和快乐，盲目地追求远方的、只是听说的幸福和快乐。他们的生活就在这样不断地盲目中，耗尽青春，费尽光阴。其实，只要抱着一颗平常心，用心去感受和欣赏，我们的身边处处都是风景。人们之所以看不到身边的风景，是因为人们的心中没有风景。心中没有风景，眼中又哪里来的风景呢？

一个叫慧能的小和尚，独坐寺内郁闷了好几天，他的师父看见了，微笑着领他走出寺门。门外，是一片大好春光，天地之间弥漫着清新，半绿的草芽，斜飞的小鸟，动情的溪水……小和尚有些纳闷，不知师父葫芦里卖的什么药。过了晌午，师父领着慧能回寺。刚到寺门，师父突然跨前一步入寺，并掩上两扇木门，把慧能关在门外。很快，天色暗了下来，雾气笼罩了四周的山冈，树林、小溪、鸟语、水声渐渐变得不明朗起来。这时，师父问慧能："外边怎么样了呢？"慧能答："全黑了。""还有什么吗？""什么也没有了。""不，还有清风、绿草、花、溪水，一切都还在。"听了师父的话，慧能突然顿悟，几天来笼罩在心头的阴霾一扫而光。

我们很多人就像这个小和尚一样，面对满眼的春色竟然感觉不到春天的气息，难怪生活会变得灰暗了。其实，不是生活中没有春色，只是我们的心被各种诱惑牵引着，无暇顾及身边的红花、绿柳罢了。自己关上了朝向阳光的心门，却还在孜孜不倦地追求太阳，是可悲还是可笑呢？

所以，别走得太匆忙，也别笃定身边就没有风景，不要放弃欣赏，更不要让忙碌和压力占据整个身心，而辜负了身边的风景带给生活的一番美意。

一名摄影爱好者和两名同伴去西藏采风。黄昏的时候准备就地安营扎寨，看到20米开外有一个小喇嘛也在忙着搭自己的帐篷。小喇嘛十二三岁的模样。大概是为了朝拜赶路的原因吧，他身上的衣服已经有些破旧，但他忙活得却很快乐。

那个晚上，那位摄影爱好者睡得非常香甜。跋涉的疲惫，花儿的清香，轻拂的微风，让他连梦都没有做，天就亮了。

早晨起来，他却发现一件怪事，小喇嘛的帐篷离他们足足远了50多米！这让他很费解，于是走过去看他，顺便打个招呼。

“你的帐篷，昨天不是在那里吗？”他问小喇嘛。

“对呀！”他听懂了。

“那你今天早晨怎么会在这里？你又重新搭的帐篷吗？”

“是啊！”小喇嘛笑呵呵地回答。

他更不解了，用了近一个小时才搭好的帐篷，他为什么要拆了，挪远一些重新搭呢？

小喇嘛依旧笑眯眯地看着他，仰着红扑扑的小脸不急不慢地说：“你没发现这边的花儿开得更大更美吗？”

是啊，虽然是去采风，却没有带着快乐的心前往，依然忽略着身边的美景。我们每个人像工蜂一样忙个不停，为的只是搭建一个窝，快点钻进去，放松两条灌铅一样重的腿。而那个小喇嘛，将搭好的帐篷返工，却是为了可以在更美的花儿旁边闻着花香入睡。很多人不屑于此，也就注定了身边的风景被轻易地忽略掉。

其实，很多时候，只要我们能放慢一下脚步，就很容易注意到身边的风景。即使没有鲜花的艳丽，还有野花的淳朴；即使没有高山的巍峨，还有山野的广阔；即使没有亭阁的精巧，还有草屋的风情；即使没有白云的悠哉，还有清风的吹拂；即使没有大河的奔放，还有小溪的轻轻流淌；即使没有山珍海味的丰盛，还有白米粥的清香；……只要用心，只要懂得欣赏，人生的每一处皆是风景，人生也会因此收获更多。

三个人经常在一起聚会，这一天他们在一起总结过去一年的得失。第一个人说："经济形势太糟糕了，今年一定还会更恶劣的。"第二个人接着说："太对了，一整年来日出而作、日落而归地辛勤劳作，除去所有开支，我仅仅获得了1%的利润。"第一个人也说："我的最终利润和你一样，也是1%。"

他们看着第三个人，问他："过去一年你的利润是多少？"第三个人微笑着回答："全部算起来，我的利润大约是5%。"顿时，屋子里一片寂静。

"什么？5%的利润！你怎么算的？这绝对不可能。"

"很简单的算术题。"第三个人说，"我获得了和你们一样的1%的利润，同时还得加上4%，就是我每天都能非常愉悦地欣赏农场美丽的风景，怡然自得地给奶牛挤奶，和我的孩子在农场快乐地玩耍，还有那些一早上就起来唱歌的小鸟，甚至农场的全部我都喜欢。这些加起来给了我大约5%的巨大利润。"

很多人都像是第一个人和第二个人，忙碌的同时关注的只是生活的艰辛，而没有感受到它带给人们的美和快乐。第三个人则怡然自得地享用了这一切。同样的忙碌，收获的则要多得多，而且更加珍贵。

其实，我们都应该像第三个人一样，在好好照看自己"农场"的同时，更要学会尽情地享受生活和工作的每一瞬间，欣赏身边的每一道风景，我们的人生就会变得充实而丰富多彩。

心灵悄悄话
XIN LING QIAO QIAO HUA

其实，很多时候，只要我们能放慢一下脚步，就很容易注意到身边的风景。即使没有鲜花的艳丽，还有野花的淳朴，只要用心，只要懂得欣赏，人生的每一处皆是风景，人生也会因此收获更多。

攀比让你活得心很累

有一只蜗牛对一只青蛙很不友好,青蛙很奇怪,忍不住问蜗牛说:“蜗牛先生,我是不是哪里得罪了你,所以你这么讨厌我。”

蜗牛说:“你们有四条脚可以跳来跳去,行动得很快,而我却必须背着沉重的壳,贴在地上慢慢地爬行,所以心里有些不平衡,心里很不是滋味。”

青蛙叹了口气,说:“家家都有本难念的经。你看见的是我们快乐的一面,可是你没看见我们的痛苦。”话音未落,一只老鹰飞过来,蜗牛迅速地将身体躲进了壳里,青蛙没有地方躲,被一口吃掉了。

很多人都有这样的问题,总是拿自己的短处和别人的长处比,这样比较的结果一目了然。即使用自己的长处和别人的长处相比,如果发现自己还是不如别人,那心里的郁闷之情会加深。而如果是拿自己的长处和别人的短处相比,一旦有优势,就会沾沾自喜、志得意满,随之而来的就是因骄傲而栽跟头,于是生气、愤怒、怨天尤人、牢骚满腹、不服气接踵而来。

这就是一些人怨气冲天、身陷忧郁的原因所在。并不是自己真的不如别人,而完全是攀比心理在作祟。攀比在心理学上被界定为中性略偏阴性的心理特征,即个体发现自身与参照个体发生偏差时产生负面情绪的心理过程。通常产生攀比心理的个体与被选作为参照的个体之间往往具有极大的相似性,导致自身被尊重的需要过分夸大,虚荣动机增强,甚至产生极端的心理障碍和行为。

大学生小韩从小表现优秀,可大学宿舍的小张样样都比她强,于是大学四年她都暗暗跟小张较劲。大四的时候,小张被保送去了北大读研,而小韩只得到本校保研资格。小韩不服气,最后放弃了保研,选择报考北大,这就是典型的攀比心理。

小韩的这种攀比心理属于正性攀比,就是一种正面的积极的比较,是在理性意识驱使下的正当竞争,往往能够引发个体积极的竞争欲望,产生克服困难的动力。还有一种是负性攀比,就是那些消极的、伴随有情绪性心理障碍的比较,会使个体陷入思维的死角,产生巨大的精神压力和极端的自我肯定或者否定。负性攀比最大的问题在于缺乏对自己和周围环境的理性分析,只是一味地沉溺于攀比中无法自拔,对人对己都很不利。身陷忧郁者多数是负性攀比的结果。

“红眼病”就是典型的负性攀比。近年来,随着物质生活的丰富,人们对物质生活的追求也越来越强烈,甚至是走向了极端。房子、车子、票子,成了很多人梦寐以求的东西。于是,当看到别人已经提前自己很多年就拥有了自己梦想得到的东西时,自己心理的平衡就被彻底打破,由嫉妒转化成嫉恨、怨恨,进而转变成一种心理障碍。

其实,很多时候,这样的人看到的只是表面现象,别人背后的辛酸和付出是他们看不到的,所以,他们拿别人的风光来做参照物,比较自己平淡的生活,就比出了郁闷。攀比心理也是人们浮躁心态产生的直接原因。通过攀比,人们对社会生存环境感到不适应,对自己生存状态不满意,于是过火的欲望油然而生,使人们显得异常脆弱、敏感、冒险,稍有“诱惑”就会盲从。而由此导致的浮躁,使人失去对自我的准确定位,随波逐流、盲目行动。

新的一年开始,向明又和往年一样忙着寄简历、等通知,到招聘公司参加面试。向明已经将这种跳槽形成了惯例,追求新鲜倒在其次,关键是想寻求更好的发展机会。可是,向明发现,这几年自己成了跳槽老手,成了职场老手,却总在原地踏步,每到一个新的公司,都是从普通职员开始做起,刚开始都能全身心地投入工作,但时间一长,就觉得自己起点太低,职位在公司太不起眼,升职也不是一时半会儿的事,前面还有那么多人排着队,看来只有跳啦！于是,这样的循环近几年不断地在向明身上重演。尤其是过年和一帮同学聚会,少不了说说一年的发展,向明觉得和同学相比自己的落差太大,再加上节日期间生活不规律、睡眠不好,感觉自己升职无望,前途暗淡,简直是一无是处,越想就越灰心,干什么都没心思,茶饭无味,夜不能寐。

向明之所以出现这样的糟糕状况,完全是“这山望着那山高”的攀比心理导致的。事实上,这种比较带来的消极影响远远超过积极影响。好像我们生活不是为了自己过得好,而是要比别人过得好。这样的心态显然是错误的。心理学家指出,攀比造成情绪上的影响是忧郁和嫉妒,容易让人有缺憾感，甚至一无是处。

缺憾感属于一种正常的情绪体验，每个人都需要从这种缺憾感的体验中认识到自己的局限，学习去容忍、适应它，逐渐达到心理的成熟。若是感到自己一无是处，则会让人陷入抑郁的泥潭，就需要设法寻求外界的支持。所以，应该注意：

首先，在攀比时要知己知彼。“有比较才有鉴别”，比较是人获得自我认识的重要方式，然而比较要得法，即“知己知彼”，知己又知彼才能知道是否具有可比性。坚持这个原则，人的心理失衡现象就会大大减低，也就不会产生那些心神不宁、无所适从的感觉。

其次，多做正性攀比，少做、不做负性攀比。让攀比变成竞争的动力，促使自己更加努力，而不是让自己更加沉沦。

第三，尽可能地纵向比较，减少盲目的横向比较。所谓纵向比较是指个体和自己的昨天比较，找到长期的发展变化，以进步的心态鼓励自己，帮助自己树立坚定的信心。横向比较是指个体与周围其他人的比较，有助于找到自己的不足，以便朝着更好的方向发展。但是由于竞争的日益激烈，人们往往会陷入横向比较的误区，忽略了纵向比较。

第四，通过自我暗示，增强自己的心理承受能力。

自我暗示也是自我肯定，自我暗示是一种强有力的心理调节技巧，可以在短时间内改变一个人的生活态度和心理预期，增强个体的心理承受能力。具体表现为带有鼓励性质的语言、符号以及动作。久而久之，盲目比较的习惯就会有所改善。

心灵悄悄话

XIN LING QIAO QIAO HUA

攀比心理也是人们浮躁心态产生的直接原因。通过攀比，人们对社会生存环境感到不适应，对自己生存状态不满意，于是过火的欲望油然而生，使人们显得异常脆弱、敏感、冒险，稍有“诱惑”就会盲从。而由此导致的浮躁，使人失去对自我的准确定位，随波逐流，盲目行动。

尽力就好，何必完美

39 岁的秦女士是一所重点小学语文老师，一直忙工作，32 岁才生宝宝。儿子 5 岁时，她就让其上小学，对儿子的标准永远是 100 分。有时孩子考了 98 分，秦女士都要训斥："我班上的孩子一半都考了 100 分，你为什么考不到……"久而久之，秦女士觉得自己非常失败，教得了别人的孩子，自己的孩子却十分愚钝。

一次期中考试，儿子只考了 72 分，秦女士悲愤、难堪之余留了一封遗书，吃了大半瓶安眠药自杀，幸亏发现及时，保住了性命。

在人们的心中，"完美"就像一个魔咒，让人们趋之若鹜。

正是对完美的追求，让人们不能容忍缺陷的存在。很多时候，会因为一点儿的缺陷就让人们的眼睛偏离了主题，而过度关注缺陷的结果，就是因为遗憾而滋生出怨气来。

事实上，大可不必如此。一方面，正是因为完美很难实现，所以人们才会不断地去追求，这样更容易产生动力，进而将事情做得更好；另一方面，完美并不意味着就能够尽得万千宠爱，相反，倒显得有些不食人间烟火，反而让人感到了距离，不容易接近。

心理学家戴维德·波恩写过一个杰出律师的故事，这个律师是个完美主义者，总是害怕犯错误或输官司，害怕同事会因此而不尊重他。然而，他惊奇地发现当他犯错误时，同事不仅没有因此看不起他，反正更加喜欢他，因为他们认为他更像一个普通人。然而，一般人往往容易陷入完美的误区，以为只有完美才能得到别人的尊重和喜爱，才能赢得更多的赞誉和仰慕，事实说明并非如此。

有一家人有两个孩子，双胞胎，都是女孩。妹妹一出生身体就格外弱，三天一小病五天一大病，所以得到父母的特别照顾。当妹妹把需要上班的父母累得东倒西歪时，姐姐却早已自立，成绩很好，长相也不错，各个方面都很优秀，做父母的很放心，对她的事几乎很少过问。为了引起父母的重视，姐姐越发地希望自己"完美"。然而，事与愿违，看着父母对妹妹的重视及对自己的漠视，姐姐突然伤心起来，对父母说："为什么你们把一切都给了妹妹？难道我不是你们的亲生女儿吗？"

妈妈听了很惊讶："你身体比妹妹好，头脑比妹妹聪明，一辈子顺风顺水什么都不缺，人人都觉得你很完美，人人都羡慕你，你怎么还吃妹妹的醋呢？"

姐姐听后恍然大悟，没想到，正是因为自己优秀得近乎完美才错失了父母的爱和关注。

一位哲人说："一味地追求完美，只会让自己离快乐越来越远。与其执着地追求完美不如接受生活中的不完美，并感受其中的美好。"

事实上，生活中各种事物都会以"缺陷"的形式呈现在我们面前，完美，只是一种妄念，在很多时候，追求完美反而会丧失生命的本真，会让人疲惫不堪。还因为不能达到自己的期望而生出许多的怨恨，导致自己心情不佳，严重者还会心理失衡。

追求完美纵然是一种美好的精神向往，但在现实生活中，过于苛求的习惯常常使人陷入被动的局面。追求完美的人都认为自己是对生活负责的，殊不知，完美就如同一个陷阱，是一种主观臆想的无底洞，它没有标准，无法丈量，只会让人徒增烦恼。

杭州灵隐寺有一副对联做得妙："一生哪有多如意，万事但求半称心。"这句话道出了人生的大道理：人在一生中遇到的不如意之事很多，若是凡事都追求十全十美无异于自找麻烦，反而不如调整好自己的心态，学会欣赏不完美中的美。

美国前总统富兰克林·罗斯福坦然向公众承认，如果他的决策能够达到75%的正确率，那就达到了他预期的最高标准。

"完美"并不可爱。心理学家做过一个实验：他们向大学生被试者描述两个人，他们都有很强的能力，都有崇高的人格。但其中有一个从来不犯错，另一个有时会犯点小错误。要求被试者回答：这两个人哪一个更可爱？

结果绝大多数被试者认为那个有时会犯点小错误的人更可爱。

对于一个成熟的人来说，在做一件事情时，首先不应追求完美；其次要努力，要尽力，不能因为敷衍而给自己留下遗憾；最后，还要学会做最坏的打算。

心灵悄悄话

XIN LING QIAO QIAO HUA

"完美"并不可爱。心理学家做过一个实验：他们向大学生被试者描述两个人，他们都有很强的能力，都有崇高的人格。但其中有一个从来不犯错，另一个有时会犯点小错误。要求被试者回答：这两个人哪一个更可爱？结果绝大多数被试者认为那个有时会犯点小错误的人更可爱。

第六篇 从失败中找寻真理

在生活的道路上，有灿烂的阳光，也有阴云密布，然而心灵是脆弱的，偶尔的风吹雨淋，也会使自己碰上世界末日，可是当你在风雨的摇曳中稳稳地站定之后，看到的阳光就是那样的灿烂，每一天依旧充满着希望，暂时的失败并不能说明什么。将来总有一天，我们会大鹏展翅，水击三千。走出失败的阴影，生活依然多姿多彩，谢谢在我们失败之后给我们支持和鼓励的人！走出失败的阴影，生活依然多姿多彩，谢谢在我失败之后给我支持和鼓励的人，当失败再一次袭来，我选择坚强。

失败就是从头再来一次

失败是一种常态，所以成功者少，平凡人居多。但是，这并不意味着人们就要甘愿接受失败这种常态。

成功是每个人都渴望的，失败只不过是通向成功道路上的坎儿、坑儿、断桥、塌路等，只要走的时候小心些，就不至于摔倒。即使摔倒了，也可以迅速爬起来继续前行。

当然，有时候会摔得遍体鳞伤，但是只要坚定地执着于自己的方向和目标，伤好了依然可以继续前行。

所以，失败并不可怕，最坏的结果，无非是从头再来一次而已。只要有坚强的信念，成功是完全可以期待的。怕就怕在，很多人还没有开始，就事先预想了很多种失败的结局，并且自己不断放大这种失败，以致最后信心被自己假想的失败吞噬掉，那真正的失败也就不可避免。

美国斯坦福大学的一项研究表明，人大脑里的某一图像会像实际情况那样刺激人的神经系统。

比如美国某棒球队一名伟大的投手，正准备给对手投球，他的队友走过来对他说："千万别给他出界的高球。"这时，他的大脑里出现了"出界的高球"的画面。这一情景会指挥他的行动，结果事情不是像他希望的那样发展，而是像他害怕的方向发展——接着，这名伟大的投手出手了，球不仅飞得很高，而且还出了界，甚至飞到了看台上。

这是很奇怪的事情，最不希望出现的结果如果有出现的可能往往都会出现。"墨菲法则"告诉我们：如果一件事情有可能被弄糟，让他去做就一定会弄糟。有一个心理学实验是：当一个人对着你说："在下面的60秒钟里，不要想着大象在飞。"那么，"大象在飞"的画面会在接下来的60秒钟里不可避免地出现在你的脑海里。

为什么会出现这样矛盾的情况呢？"不要想"是一个很抽象的概念，暗示性比较低；而“大象在飞”却是形象而出奇的，暗示性很高。这样，后者的影响力就远高于前者，所以，虽然整体的信息是“不要想”，可是起主要作用的却不是“不要想”，结果当然是不可避免地去想。如果在做事情之前总想着“不要失败”，那么，你最后很可能就会失败。

就像“墨菲法则”所说的，一件事情如果有两种发展趋势，那种糟糕的结果实际上就是“不要失败”，可是它就像你的影子一样，你越是想摆脱它，它就越随形而动。你摆脱的欲望越强烈，它对你的影响就越强。

事实上，人们面对比较重要的事情，不可能不产生顾虑、担忧，甚至是瞻前顾后，这也是正常的心理反应。但是，这样的反应如果带到事情中去，就变成了导致事情失败的重要因素。所以，如果能够轻松地告诉自己“失败了，大不了从头再来一次”，这样就解除了自己对失败可能带来的后果的顾虑，反而能够以一个平和、轻松的心态去做事情，成功的可能性就变大了。

很多人以为失败了，就是输了，就是失去了资格。其实，生活是宽容的，会给人们提供无数次的机会，只是有的人失败了，自己弃权了，而有的人失败了，则很好地利用了生活的赠予，鼓起勇气再来一次，成功就会在这再来的一次里。

戴尔·卡耐基从小立志要做一名演说家。他不断尝试参加各种演讲比赛，然而，连续12次演讲的失败让他渐渐心灰意冷，他甚至对自己的能力产生了怀疑。又一次的比赛结束后，他拖着疲惫的身子往家走，路过一座桥时，他停了下来，久久地呆望着下面的河水。“孩子，为什么不再来一次呢？”不知何时，父亲已经站在他身后，正微笑着看他，眼里充满着信任与鼓励。

接下来的两年里，每天都有一个身材颀长、清瘦、衣衫破旧的年轻人，在小河畔一边踱步，一边背诵着林肯及戴维斯的名言。他是那么全神贯注，以至达到了忘我的地步。1906年，戴尔·卡耐基以《童年的记忆》为题发表演说，获得了勒伯和青年演说家奖，那一天，他第一次尝到了成功的喜悦。

30年后，他已成为美国历史上最著名的心理学家和人际关系学家，他被誉为“20世纪最伟大的人生导师和成人教育大师”。他的《成功之路》系列丛书创下了世界图书销售之最，在他去世后的许多年里，在世界的各个角落，人们仍在以不同的方式不断地提起他的名字。

人生的道路不可能是一帆风顺的，挫折与困难都是在所难免的，但是它们也是一种财富。美学家朱光潜说："正路并不一定是平坦大道，难免有些曲折和崎岖险阻，要绕一些弯，甚至难免误入歧途。"在经受了挫折后，我们能否从容面对挫折，勇敢地喊出"再来一次"呢？

心灵悄悄话
XIN LING QIAO QIAO HUA

事实上，人们面对比较重要的事情，不可能不产生顾虑、担忧，甚至是瞻前顾后，这也是正常的心理反应。但是，这样的反应如果带到事情中去，就变成了导致事情失败的重要因素。所以，如果能够轻松地告诉自己"失败了，大不了从头再来一次"，这样就解除了自己对失败可能带来的后果的顾虑，反而能够以一个平和、轻松的心态去做事情，成功的可能性就变大了。

没有成败的忧虑，你才能轻松自如

也许你注意过这样的事情：有的人平时成绩很好，但是一到正式考试，发挥总是很不理想；有的人平时口吐莲花，但是一到正式场合就结结巴巴；有的人自信满满，但是一遇到事情就变得缩手缩脚……

我们把这样的人都归到心理素质差的群体里。不错，这样的人心理素质自然不过硬，但是，他们所忧虑、担心、害怕的并不是事情本身，而是对事情的结果——成功或失败，不能以平常心对待，总是看得很重，导致他们在做事情之前心态就已经出现了波动，甚至是失衡，以这样的心态去做事，失败也就成了必然。更为严重的是，如果对结果的忧虑达到了一定的程度，还会使人患上抑郁症，做出不正常的举动。

邓先生在一家事业单位上班，妻子开了一个餐馆，家庭条件很不错。由于夫妻俩忙于工作，他们唯一的儿子小辉由爷爷奶奶照看，只在周末接孩子一起过，忙的时候一个月只聚一次。

邓先生觉得，孩子只有好好学习，成绩好才会有出息。因此，只要小辉成绩好，不管他要什么都满足他。当然，如果哪次失手没考好，小辉自然逃不了父母的责骂以及深刻的检讨。小辉为此背负着沉重的压力，每次考试他都很紧张，生怕考不好。

随着高考的临近，小辉像变了一个人，不爱说话，一回家就把自己锁在屋里。小辉还曾向父母抱怨，做什么事都觉得没意思。邓先生觉得，现在家里条件不错，儿子想要啥就有啥，生活上没遇到过什么挫折，这么幸福，心理不可能出问题，孩子就是压力大，调整一下就好了。而且还准备将来送孩子出国留学。直到一天早上，他们夫妻上班去了，孩子从六楼的窗户一跃而下，结束了自己的生命。

心理专家对此分析认为，家长过度强调考试成绩，使得孩子压力过大，对每次考试产生了恐惧心理，这导致孩子的发挥不稳定。而发挥不好，害怕父母责骂，更加深了孩子的忧虑。同时，父母平时只强调学习成绩，孩子缺乏其他方面的锻炼，造成孩子社会化过程缺失。高考对小辉来说就是一个巨大的变化，如果考上外地大学，他要独自去面对生活的方方面面，他自认为没有能力解决，便陷入抑郁。过重的心理压力，再加上将来父母还要他出国，这让小辉的抑郁情绪得不到排解，反而越积越多，形成重度抑郁，最终走上极端。

遇事紧张、有压力这是人的正常反应，尤其是遇到和自身利益密切相关的事情时，这种心态会表现得更明显。此时对人们来说更是一种考验，经受住了考验，就能取得超越；经受不住，那就注定了失败。所以，这个时候，事情的成败也就由心态注定了。

这就是心理学上的“瓦伦达心态”。

瓦伦达是美国一位著名的钢索表演艺术家，以精彩而稳健的高超演技闻名。但是在一次对他本人和整个演技团都非常重要的演出中，由于太在意成败得失，在事前就一直不停地仔细琢磨，每一个动作、每一个细节都想了无数次。

但表演开始后，他仅仅做了两个难度并不大的动作，就从10米高的空中摔了下来，一命呜呼。

事后，他的妻子说：“我知道这次一定要出事。因为他在出场前不断地说：‘这次太重要了，不能失败。’以前每次成功的表演，他只是想着走好钢丝这件事本身，不去管这件事可能带来的一切。”

心理学家把这种为了达到一种目的总是患得患失的心态命名为“瓦伦达心态”。

那么怎样避免这样的事情发生呢？一个最直接的方法就是在经过深思熟虑之后，一旦行动起来就绝不要去想这么做的后果。这样做，可以让人不再犹豫，不再顾此念彼，这样反而容易成功。

当然，在行动中，产生一定的心理障碍是在所难免的。这就需要我们在行动中去纠正、去调整。如果我们害怕在人多的场合讲话，就一定要找机会去说，大声告诉自己如果社交心理障碍多，就会怯懦。想做一件事的时候思虑太多，这时候最简单也是最好的办法，就是不让自己多想，现在就做，而且马上就做，打断自己原有的那种思维逻辑和习惯，走出第一步，勇气就产生了。芭芭拉·格罗根指出："无论做任何事情，开始时，最为重要的是不要让那些爱唱反调的人破坏了你的理想。"

一些人做事情总是瞻前顾后、思前想后，还美其名曰考虑周全。事实上，这样的做法不但不能冷静下来，反而会让心情变得更加烦躁，把简单的事情变复杂。当然，有时候这种心情是避免不了的，那就不要掩耳盗铃，装作没发生。

正确的做法是直面自己内心的真实，承认内心的真实状态，即使存在小小的软弱，也能坦然接受它。这样，你的内心就能达到和谐，平常心就会接踵而至。

心灵悄悄话

XIN LING QIAO QIAO HUA

"胜败乃兵家之常事""成功总伴随着失败而生"，这些都应该成为每个人具备的心理常态，只有这样的平常心态才能不为成败所左右，无论成败都能享受过程的美好。

人生最大的不幸，是自己太在乎自己

世界上绝大多数人，都只是茫茫宇宙中最平凡、最普通的一个，我们不能左右别人的想法，也难以做到影响别人的行为，我们能够控制的只有自己。

如果把生活比作一个大舞台，每个人都会在这个舞台上扮演自己的角色，你不可能时时都是主角，甚至许多时候你只是一个配角，而且是一个无关紧要的配角，渺小到几乎没有人注意到你的存在。所以，你必须学会自己欣赏自己，自己照顾自己，然后学会自娱自乐。拥有这样的心态，你才会远离许多凭空想象出来的烦恼。

有心理调查显示，每个人都会下意识地找自己。心理学家也指出，人都存在着一种关注自己的心理，每个人最关注的都是自己，其次才是别人。由此推论，对别人来说，他自己才是重要的，至于你，也许是重要的，也许是次要的，也许是次次要的，甚至是完全不重要的。明白这个道理对人的心态非常重要，如果你非把自己想象得非常重要，或是要求别人把你当成地球的中心，那么，无异于自讨苦吃。

但是，很多人不这么想，他们觉得自己理所当然地就应该是主角，就应该是别人眼中的焦点。可事实往往不随他们的心愿，别人的视而不见让他们的心里产生了埋怨、愤怒、嫉恨、失望、不甘心等不良情绪。他们的心态如果不及时改变，此类的不良情绪就会随时产生，影响正常的心理，直到出现心理问题。

阿玲留长发已有多年，突然有一天她想剪成短发，可是又有点犹豫：朋友、同事会怎么想，别人会不会不习惯？会怎么问我，我应该怎么回答……经过数天的摇摆挣扎，她终于下决心剪去了一头长发。第二天上班时，她已有足够的心理准备应对大家的“震撼”。

结果让她大失所望，没有一个人追问她换发型的原因，少数几个熟悉的朋友只说了句“换发型了”“今天有点不一样”后，便开始忙忙碌碌地做着手头的事情。

到中午，她终于忍不住先问别人：“你觉得我这样子如何？”

一起吃饭的三个人同时一愣：“什么样子？”

阿玲感到失望极了，这时才有一个识趣的同事仔细观察半天。对她说：“还不错呀，对了，你以前是长发吧？现在变成短发了，挺干练的，很好。”此外，再无下文。

阿玲怅然所失，原来自己根本没有那么多的观众。

俗话说：“地球离了谁都照样转。”我们不是中心，不可能让别人围着自己转。很多时候，人们会发现，自己越在意的，越想得到的，反而总是远离自己，有时候即使近在身旁，但就是抓不到手里。相反，一心一意做好自己的事，不过分关注自己，反而能够引来关注的目光。

小和尚和三个师兄整天在一起，师兄们每天都是默默做事，从来不多说。小和尚却不同，总是想引起大家的注意。小和尚扫了地，就会对师兄们说他扫了地；小和尚挑了水，就会对师兄们说他挑了水；小和尚念了经，也会对师兄们说他念了经。小和尚很想师兄们夸他几句，可师兄们却总是不理他。

这天，小和尚穿了一件新衣服，是师父给他的。小和尚对大师兄说：“大师兄，你看，我今天是不是有点特别？”大师兄正在扫地，没有理小和尚。小和尚上前去拉着大师兄的手说：“大师兄，你就看看嘛！”大师兄看了小和尚一眼，说：“没什么特别！”

小和尚不高兴了，又去找二师兄。小和尚说：“二师兄，你看，我今天是不是有点特别？”二师兄正在挑水，没有理小和尚。小和尚就上前去拦住了二师兄，说：“二师兄，你就看看嘛！”二师兄这才看了小和尚一眼，说：“没什么特别！”

小和尚更不高兴了，又去找三师兄，小和尚说：“三师兄，你看，我今天是不是有点特别？”三师兄正在念经，也没有理小和尚。小和尚就上前把经书拿开了，说：“三师兄，你就看看嘛！”三师兄这才抬头看了小和尚一眼，说：

“没什么特别的！”

小和尚气呼呼地跑了。小和尚实在太生气了，三个师兄居然都没有注意到他今天穿了新衣服，这件新衣服简直就是白穿了。

小和尚去师父那里，满脸委屈地说：“师父……”师父说：“你怎么了？”小和尚说：“我穿了新衣服，可三个师兄都没注意到！”师父说：“你就为这事生气呀？他们认认真真地干他们的事，哪里会注意到你的新衣服呢！一个人，不要太在乎自己了。把自己看得越重要，就会越失望！”

小和尚恍然大悟，不再生气了。

从此，小和尚像师兄们一样默默做事，尽力把事情做好，不再多说话，不再哗众取宠。许多年过后，小和尚成了寺院里的住持。而这，则是他想都没有想过的，太意外了。

成了住持的小和尚在禅房里的墙壁上写着：一个在乎自己的人，别人往往不在乎他；一个不在乎自己的人，别人往往很在乎他。

与其因为太在乎自己而患得患失，而在意别人的评价，还不如“两耳不闻窗外事，一心只读圣贤书”，踏踏实实地做好自己的事。只要做好了自己的事，就有可能出人头地，就能够赢得别人的关注。

一定要切记：大家都在做自己的事情，不要总惦记着别人怎么评价你，安安心心地做自己的事，这样才能有不错的成就，也才能拥有好心情。

心灵悄悄话

XIN LING QIAO QIAO HUA

有心理调查显示，每个人都会下意识地找自己。心理学家也指出，人都存在着一种关注自己的心理，每个人最关注的都是自己，其次才是别人。由此推论，对别人来说，他自己才是重要的，至于你，也许是重要的，也许是次要的，也许是次次要的，甚至是完全不重要的。明白这个道理对人的心态非常重要，如果你非把自己想象得非常重要，或是要求别人把你当成地球的中心，那么，无异于自讨苦吃。

你要原谅自己是个凡人

对大多数人来说,我们都是普普通通的凡人,有着自己小小的幸福,也有着常人都有的烦恼。或许穷其一生,我们也难以做出一番惊天动地的大事来,但是只要我们生活在自己的目标和信念中,得到自己想要的快乐和幸福,这样的人生对我们来说就算是完满的。

但是,有的人不会这么想。他们也是凡人,能力有限,却想着怎么干出一番惊人的大事来,结果是好高骛远、屡屡碰壁。我们形容这样的人为"心比天高,命比纸薄"。还有的人,虽然身为凡人,但是总想拥有的一切,由于总也得不到手,时间长了就生出许多幽怨来。

一个人有理想和目标是好的,但是,这个理想和目标必须是以自己的能力为基础的,必须是客观的、能够实现的,否则,不切实际的理想只会让一个人空耗心力,最后自信心受挫,给自己的生活蒙上阴影。

很多人不能接受自己是个凡人,或者说他们想变成不平凡的人,于是,他们一面埋怨自己的处境,一面挖空心思往上爬。结果,很多在他们看来很容易的事情,却总是难以如愿,于是更加心急地想做出成绩,可是越着急越容易出纰漏,最后导致屡战屡败,便开始埋怨起自己的凡人身份来。

作为凡人,都希望自己能够变成不平凡的人,因为他们只是看到了不平凡的人表面的光华,所以心生羡慕。但他们没有看到背后的艰辛和为此付出的代价。任何一个成功的背后,都伴随着眼泪、汗水甚至鲜血,所谓一分耕耘一分收获,没有这样的付出,鲜花和掌声不会凭空为你献上。

已晋身韩国一线影视明星的李恩珠,最终以自杀来了结一生。出演过MBC电视剧《火鸟》以及《爱的蹦极》《红字》等电影的李恩珠毕业于韩国檀国大学电影表演系。这位气质清新的女演员,本来有着很好的演艺潜质,但不幸的是,2005年2月23日,在自己的寓所用移动衣架和腰带自杀了。

是什么原因让这位美貌女演员在人生的大好年华走上不归路呢？据悉，这位表面华丽内心却异常孤苦的女明星早已得了抑郁症。有韩国媒体分析，李恩珠平时为人低调，不太爱在公众场合抛头露面，但仍逃不过众多“绯闻”新闻，尤其是传她和多个男性有“超友谊关系”。更有谣言，李恩珠被描述成“男女关系复杂”的人，这给她造成了极大伤害并始终挥不走心里的阴影而最终选择以结束生命来逃避一切。

很多凡人羡慕公众人物，因为他们有着很高的地位，很大的名气，很多的财富，有很多的人捧着、围着、喜欢着、想念着，他们享受着人们的崇拜，他们也享受着人们的这份宠爱。可是，他们不能犯错，因为一犯错就会被放大无数倍，只要没有人喜欢他们了，他们拥有的一切将会秋风扫落叶般一夜之间消失殆尽。

凡人有凡人的苦恼，没人捧，没人追，没人要求合影，没人在意你想什么，更没人在意你的穿着和房子，也没人在意你是开心还是痛苦，过得是不是幸福。可能经常碰壁，经常看人脸色，更郁闷的是很多“应该”认识你的人却忘了你是谁。你因为没有那么大的影响力和面子去影响别人，而感到力不从心，所以很苦恼。可是，这算不算是自寻烦恼呢？每一个平凡人不都是这样生活的吗？相比之下，凡人却有很多平凡而真实的快乐和幸福：凡人可以只考虑自己的生活，只在意自己的想法，可以自由安排时间，可以干自己想干的事情，可以想去哪儿就去哪儿，可以想说什么就说什么，用不着掩饰自己的缺点与不满。只要自己心里痛快，甚至都不用去考虑别人的想法。凡人活得自在，这自在是千金万金都难以买来的。

凡人也有属于自己的快乐。尽管月亮和太阳流光溢彩，被人赞美，但是夜晚的星空一样浩瀚迷人；尽管牡丹雍容华贵，荷花出淤泥不染，但是野百合一样可以有春天，小草的坚韧也能得到世人的称赞；即使红花再娇艳，也需要绿叶的陪衬，才能显出它的夺目来。这所有的一切，只是功能和位置的差别而已。平凡的可以是我们的位置，却不该是我们追求快乐的心。只要有一颗平和而知足的心，就能够追求和享受到最大的快乐。

凡人有着平和的心态，即使在自己平凡的岗位上，也能尽职尽责，享受一份充实的快乐。因为他们知道自己想要什么，懂得什么才是自己最在意的。他们要的是一份踏实和自在，一份没事偷着乐的好心情。

凡人也有苦恼,但是来得快去得也快,几句牢骚、一杯酒、一支烟,甚至生一会儿闷气,所有的苦恼就烟消云散了。

凡人也常犯错误,但总能以一种对待好朋友的同情心,同样地对自己说:“我原谅你的不完美。”从而获得勇气与力量。

凡人即使遭遇挫折也可以做到不急不恼,更不会把自己往绝路上逼。他们很容易原谅自己,因为他们明白自己的分量,因为他们没有多余的奢望。所以,他们总能在很短的时间内东山再起,总能在很短的时间内实现自己小小的愿望。

凡人即使遇到了困难,也能很快挺过去,他们未必有什么高明的办法,也许只是一颗乐观的心,他们就能笑对一切,让困难止步。

凡人的生活很平淡,也许没有惊喜和意外的收获,但是谁又能说,这平淡不正是生活的一种“真”呢?不正是许多人穷其一生苦苦追寻,也未必能够品尝到的“真”吗?

凡人很平凡,但是他们不平庸,他们懂得用自己的心换别人的心;他们懂得有付出就有收获;他们更懂得只想属于自己的幸福,不属于自己的,他们不会去奢望。他们总是用一颗感恩的心生活,用一颗感激的心爱着自己,也爱着别人。

所以,原谅自己是个凡人,原谅了,就真的从内心接受了一个真实的自己,多余的忧郁自然会离你而去。

心灵悄悄话

XIN LING QIAO QIAO HUA

很多人不能接受自己是个凡人,或者说他们想变成不平凡的人,于是,他们一面埋怨自己的处境,一面挖空心思往上爬。结果,很多在他们看来很容易的事情,却总是难以如愿,于是更加心急地想做出成绩,可是越着急越容易出纰漏,最后导致屡战屡败,便开始埋怨起自己的凡人身份来。

别乱贴“标签”，小心开错药

人们总是容易犯以偏概全的错误，比如某人说了一次谎，很可能被人贴上“不可靠”，甚至是“骗子”的标签；某人一件事情没办好，就会被贴上“没能力”，甚至“废物”的标签；某人发了一次火，很可能被贴上“暴力”“情商低”的标签……

事实上，这样的标签很可能不符合客观事实，而且，一些人这样乱贴标签的做法是极不负责任的，会给被贴的人带来很大的心理伤害。

很多忧郁的人都愿意当自己的心理医生，总是自己给自己贴各种各样的标签。但是，毕竟不是专业出身，诊断出了错，所开的方子自然跟着错，结果导致很多标签贴错，不但没有起任何的作用，反而可能会加重病情。

玲玲今年20岁出头，是一名大二的学生。这个年龄的女孩子正是青春与梦想一起飞扬的阶段，她们总给人留下青春、活泼、有朝气的印象。但是玲玲却完全不是这样，她的生活充满了自卑、怯懦、苦闷。原因在于：

自打进入青春期以后，玲玲就怀疑自己是“同性恋”：自己怎么老是对影视剧中的女主角、现实中有魅力的女老师和出色的女同学产生一种说不清的感情，这种感情有崇拜，有羡慕，有喜欢，甚至还有爱慕，而对周围的男性，似乎却产生不了类似的感情。为此玲玲恐慌不已，也痛苦不已。一想到自己是个“同性恋”患者，玲玲就觉得很苦恼，甚至感觉无法活下去。

玲玲的问题就是典型的乱贴标签。心理学家针对玲玲的情况分析认为：在青少年时期，人往往会产生偶像崇拜的心理，即在心目中树立一个或几个至高无上的偶像，对之尊崇喜爱备至，并力图加以模仿学习。这种偶像可能是同性，也可能是异性，可能是年长的，也可能是同龄的，可能是遥远的，也可能就是自己生活周围的。玲玲对气质不凡、性格魅力夺人、与自己向往的女性人格模式相吻合的女性生出赞叹喜爱之情，这本是一种正常自然的心理，可玲玲却将这种喜欢与爱慕混为一谈，给自己贴上了“同性恋”的标签，从而陷入忧郁之中。

人一旦给自己贴上了某种标签，就会在随后的生活中开始反复验证此类事情。如同玲玲一样，对同性产生一点喜爱之情本来就是正常的事，然而由于“验证心理”的作用，玲玲会把任何有关自己喜爱同性的蛛丝马迹，都立刻记在“自己是个同性恋”的“心理账”下。这样越疑越像，越像越疑。

这样的心理使得当事人对此类事情避之唯恐不及，但是越想避开，却越是避不开。他们很怕这样的事情变成现实，但是心中还有某种刺激带来的向往。这样的心理反应必然让当事人烦恼、痛苦不已，自然要想办法阻止此类事情的继续发生，但是由于已经形成了某种心理定式，所以他们必须强制性地要求、强迫自己，这样事实上就阻抑了正常的心理交往。或者虽有交往，却由于心不在常态或老想验证什么，使得他们无法从中获得正常的情感体验，于是更加加重了心理的失衡，最后导致生活处在烦恼、痛苦的包围之中。

在心理学上，有一个贴标签效应，说的是：当一个人被一种词语名称贴上标签时，他就会做出自我印象管理，使自己的行为与所贴的标签内容相一致。这种现象是由于贴上标签后引起的，所以称为“标签效应”。

心理学认为，之所以会出现“标签效应”，主要是因为“标签”具有定性导向的作用，无论是“好”是“坏”，它对一个人的“个性意识的自我认同”都有强烈的影响作用。给一个人“贴标签”的结果，往往是使其向“标签”所喻示的方向发展。

在第二次世界大战期间，美国由于兵力不足，而战争又确实需要一批军人。于是，美国政府决定组织关在监狱里的犯人上前线战斗。为此，美国政府特派了几个心理学专家对犯人进行了战前的训练和动员，并随他们一起到前线作战。训练期间心理学专家们并没有对他们进行过多的说教，而是特别强调犯人们每周给自己最亲的人写一封信。信的内容由心理学家统一拟定，叙述的是犯人在狱中的表现是如何地好，如何的接受教育、改过自新等。专家们要求犯人们认真抄写后寄给自己最亲爱的人。三个月后，犯人们开赴前线，专家们要犯人给亲人的信中写自己是如何地服从指挥，如何地勇敢等。结果，这批犯人在战场上的表现比起正规军来毫不逊色，他们在战斗中正如他们信中所说的那样服从指挥，那样勇敢拼搏。

其实，贴标签效应体现的是一种心理暗示。既然这种暗示有如此巨大的力量，既然给自己众多消极的暗示就会让自己的心理变得越来越失衡。那么，反过来，我们就应该多给自己一些积极的暗示，就能营造出快乐的心态。

1. 能用肯定表述的，就不要用双重否定。比如与其说“不要气馁”，还不如直接说“你一定会成功”更有积极作用。

2. 用语言表达出内心的感受。心理学研究中有一种“内省法”，就是让人冷静地观察自己的内心深处，然后将观察的结果如实讲出来。这样可以使紧张的心情得到释放，人就会感到轻松一些。把每一次失败都当作是最后一次。当你在最不顺利的时候给自己这样的心理暗示，会增强心中的安全感，也会给自己以信心。

3. 不要总向自己强调负面结果。我们应避免老用失败的教训来提醒自己，而应多用一些积极性的暗示，这种积极的暗示和指导，比起总向自己强调负面结果要好得多。

4. 用“汽车预热”方式调整心情。在做事情之前提前几分钟先让心里有个过渡、预热，让心理逐渐进入正常的工作状态，这样就不会发生心情的突然转变，导致准备不足而出现大的波动。

心灵悄悄话
XIN LING QIAO QIAO HUA

其实，贴标签效应体现的是一种心理暗示。既然这种暗示有如此巨大的力量，既然给自己众多消极的暗示就会让自己的心理变得越来越失衡。那么，反过来，我们就应该多给自己一些积极的暗示，就能营造出快乐的心态。

把别人的嘲讽当成是一种激励

我们常说"嘴长在别人身上,你管人家怎么说呢",可是,有的人就是很在意别人对自己的议论,于是不免生出许多的怨气来。有时候,甚至为此寝食难安。与此相对应的,是一些人特别在意别人对自己的看法,完全为别人的想法活着,那种累是可想而知的。这两种人的生活烦恼多于快乐,因为他们的生活是被别人主宰的,而不是他们自己。

人是社会性动物,一个人的周围总有许多有着各种关系的人,这些人都可能会对一个人的所作所为发表看法,提出意见,甚至是讥笑嘲讽。更甚者,有的人还爱闲言碎语,到处嚼舌头、搬弄是非。对付这样的人,你自然不能和他们去理论,很多人采取的办法是,很生气,但是置之不理,做自己的事情,想让事实来证明自己的正确。

这样做是需要很大的耐心和容忍度的。尤其是当自己犯错、技不如人的时候,别人的讥讽可能会让你感到委屈,感到自尊受挫,这种时候的默默忍受也许能避免和别人的口舌之争,求得一时的心理平衡,但是就像暂时掐灭的火药桶,说不定什么时候就会爆炸。

其实,对付此类问题最好的办法是,把他们的嘲讽、讥笑、恶意攻击当成是对自己的一种激励,这样就能有效地化解负面情绪,甚至还能把负面情绪转化成正面情绪,为自己增添不小的动力。

事实上,许多伟人在成名前都受到过别人的嘲讽、讥笑,甚至被一些"权威人士"判过"死刑",但是他们都能正视这种评价,乐观地看待自己的未来,不懈奋斗,最终赢来成功的曙光。

贝多芬学拉小提琴时,技术并不高明,他宁可拉他自己作的曲子,也不肯做技巧上的改善,他的老师评价他说:你绝不是个当作曲家的料。

歌剧演员卡罗素美妙的歌声响誉全球。但当初他的父母希望他能当工程师,而他的老师对他的评价则是:他那副嗓子是不能唱歌的。

爱因斯坦4岁才会说话,7岁才会认字。老师给他的评语是:"反应迟钝,不合群,满脑袋不切实际的幻想。"他曾遭到退学的命运。

法国化学家巴斯德在读大学时表现并不突出,他的化学成绩在22人中排第15名。

牛顿小学时的成绩一团糟,曾被老师和同学称为"呆子"。

罗丹的父亲曾怨叹自己有个白痴儿子,在众人眼中,他曾是个前途无"亮"的学生,艺术学院考了三次还考不进去。他的叔叔曾绝望地说:朽木不可雕也。《战争与和平》的作者托尔斯泰读大学时因成绩太差而被劝退学。老师评价他:既没有读书的头脑,又缺乏学习的兴趣。

如果你想有所作为,那么就要学会忍耐,在默默地改变中让那些看低你的人看清楚:你也可以变得更优秀。这些伟人之所以成为伟人,是因为他们没有被别人的嘲讽压垮。

如果你把嘲讽看作是嘲讽,那它就是一座大山,让你直不起腰来;如果你把嘲讽看作是对自己另一种形式的激励,那你就会因此多一份强大的动力。是嘲讽还是激励,全在你自己。

把嘲讽当成是一种激励,这当然不容易做到。也正因为不容易做到,所以,一旦做到了,就会给自己带来莫大的好处。

一个女孩子通过经商赚得了房子、汽车,过上了舒适的生活。这时候,她从小的梦想开始悄悄地抬头了——她想当一名作家,写小说。于是,她把公司交给可靠的人打理,自己埋头开始了创作。一年后,她的小说出炉了。由于第一次从事写作,自然会显得比较生涩。因此,她想请专业人士给自己提提建议,能给自己一些鼓励和引导。

于是,她忐忑不安地来到了某杂志社,想请杂志社的主编给自己一些指点和建议。

但是,让她始料不及的是,那位前辈只是随手翻翻,嘴角露出一抹冷笑,"哼"了一声后说:"你这是小说吗?"女孩子回答说:"不是小说是什么?"一句话让那位前辈觉得严重侵犯了自己的权威,勃然大怒:"我说它不是小说就不是小说!"末了,补一句,"你还想找出版社出版它,你的书稿要是有哪家出版社愿意出版,我倒立着走给你看!"

走出杂志社,女孩子抑制不住悲伤和难堪,她到处乱走,希望能忘掉那位前辈的话，但是越想忘掉那些话就越清晰地在耳边回响。

几天后，有人找上门来，开出条件，只要她愿意出15万，就把她的书出版。15万对她来说不算什么，她一开始也想把书摆在那位前辈的桌子上，让他难堪。但是后来她谢绝了来人的好意。

第二天她开始修改自己的书稿，一遍又一遍，反复推敲每一个情节，还请熟悉的人阅读，提意见。就这样，两年过去了，在几易其稿后，终于定了稿。

年底，某大型出版社隆重推出了她的书，图书发行商闻风而动，纷纷找上门来，争先恐后提出优厚条件争夺包销权。

女孩子成功了，朋友问她："你会拿着书去见那位杂志社主编，然后眼睁睁看他倒立走路吗？"女孩子笑了，她说："我会送一本书给这位前辈，绝不是想让他难堪，而是很想对他说声谢谢。真的，我将他的嘲讽当成了激励……"

你不能左右别人的思想和行为，你能左右的，只有自己的思想和行为。所以，不要让别人的嘲讽变成现实。不让别人"得逞"的最好办法，就是顺着别人的梯子往上爬。一个人能走多远取决于他用怎样的态度来面对人生，用怎样的心情来接受挫折。

心灵悄悄话

XIN LING QIAO QIAO HUA

其实，对付此类问题最好的办法是，把他们的嘲讽、讥笑、恶意攻击当成是对自己的一种激励，这样就能有效地化解负面情绪，甚至还能把负面情绪转化成正面情绪，为自己增添不小的动力。

你接纳风雨，你就是大地

法国大文豪雨果说："世界上最宽阔的是海洋，比海洋更宽阔的是天空，比天空更宽阔的是人的胸怀。"可见，人的胸怀是能够容纳一切的。但事实上，一些人的胸怀别说比天空更宽阔，就是和一个小岛比都不如。因为他们能够接纳喜悦、开心、成功、幸福，但是面对挫折、困难、失败，他们就会选择逃避、推卸和放弃。

就像大地能够接受丰收，也能够接受干涸一样，人的心胸应该也必须接纳失败，这样的心胸才是坚强的，才能够称之为宽阔。而要坦然地接纳失败，就必须学会豁达。

很多人以为豁达就是毫不在乎，就是无所谓，其实不然。豁达不是无所谓，无所谓的人是不论失败成功对他们来说都没有什么分别，成功可能还会让他们感觉到开心，失败则对他们的心灵没有任何一点儿的触动。豁达的人不是这样。他们感受到了失败，甚至会为失败痛苦不已。但是，他们知道，再怎么痛苦，失败都不会因为你的痛苦而自动退去。你只有先接受失败，然后顽强地和失败对视，从内心战胜失败，你才能更快地走出失败的阴影。就像你接受别人的挑战，你才有可能战胜对方一样。

面对失败，豁达的人选择的是接受。豁达的人不会因为一次的失败就一蹶不振，因为他们相信天生我才必有用，失败只是他们走向成功的铺路石而已。所以，他们能保持足够的自信，能够从失败中迅速起身，能够在最短的时间内、能够在别人还唉声叹气的时候，就下定决心为下一个目标整装待发了。

豁达的人很从容。对他们来说，即使失败了，也不是什么大不了的事情，完全可以接受，因为失败就是生活的一部分，缺少了这一部分，生活反而变得不完整。所以，他们对失败没有任何的心理负担，反而能从容地做自己想做的事情。

豁达的人很坚强。他们不是不在意失败，而是能够平静地面对失败，并接受失败。所以，失败对豁达的人的冲击是很小的，有时候甚至是微乎其微的。他们的坚强就体现在，尽管他们的内心受到了失败的冲击，但由于他们有很好的防御能力和免疫能力，因此能在很大程度上削弱失败的冲击力，让内心在最短的时间内复原。

豁达的人很真诚。他们不觉得失败有什么难堪，失败了就是失败了，能够坦然地接受，自然就能够勇敢地面对。所以他们不会故作坚强，不会遮遮掩掩，不会强装笑脸。相反他们会袒露自己的心胸，展现自己的性情，越是这样越能让失败的水分蒸发得更快，反而加速了他们痊愈的速度。

豁达的人很乐观。对他们来说，失败有好的一面。比如让自己看到了差距、有机会弥补自己的错误、给自己锻炼的机会等。总之，失败对他们来说甚至比成功还要宝贵。事实上也确实是这样，正是因为有了失败的磨炼，成功才显得那么真切和实实在在，才显得含金量十足。

豁达的人很懂得爱自己，也懂得爱别人。爱自己，他们会用平和的心态接受失败，让内心愈合的时间缩短，并迅速恢复起跑的姿势。爱别人，他们懂得"将心比心"，富于同情心和无私精神，希望别人能比自己过得更好。他们帮助别人，并不是出于某种目的或者希图回报，只是一种发自内心的热忱。所以，他们的周围总是一些和他们一样的人，就像一道风景线。

豁达的人是成熟的。他们的坦然和平静，都来自成熟的心智。他们懂得不断地调整心态来适应环境。他们少了幻想，多了实际，不再蛮干，厌烦了无谓的"争斗"。他们冷静中多了理智和坚韧，周密老练中又不乏乐观和变通。他们不再为名利所动，他们坦然对待生活，心如明镜，没有什么精神负担，活得轻松潇洒、乐乐呵呵、随随便便。

豁达是一种开放的心态，就是尊重客观事实，不狭隘。豁达者总是用尊重事实的态度看待一切，无论失败还是别的，都接受现有结果；而不豁达的人往往否认某些事实，对事物有着不切实际的要求。比如对于死亡的态度，豁达的人往往泰然处之，每活一天都过得轻松快乐，根本就不担心死亡；不豁达的人则焦虑担心，生怕死神哪一天光顾自己，整天长吁短叹。

豁达的人"拿得起放得下"，拿会高高拿起、稳稳托住，放会及时放下、不拖泥带水。豁达的人明白，他们的豁达就是一种自我精神的解放。如果每天为了生活的得与失、忧与愁煞费苦心，心灵的窗户就会被蒙上灰尘，人生也就没有了快乐可言。所以，他们选择用豁达的诚挚和热情去感受生活，没有了琐事的羁绊和缠绕，也就使身心获得了解放，自有一片自由的天地任自己驰骋。

豁达的人才是大地，因为他们能接受太阳的炙烤，也能接受风雨的洗礼；能接受白天的喧闹，也能接受黑夜的静寂……

拥有豁达才能拥有真正快乐的人生。想拥有豁达的心态，就要做到以下几点：

1. 受了委屈不要怨天尤人。身处逆境时，多发掘事物积极的一面，否则"一夜白头"也于事无补。

2. 坦然面对问题，坚定立场，学会沉默，不要急于澄清。

3. 冷静出智慧，遇事多想想解决办法。

4. 学会换位思考，包容一切，不能像刺猬一样，一有风吹草动就竖起刺扎人。

5. 多一点幽默，少一点僵硬，自己给自己吃开心果，快乐的人长寿。

6. 淡泊名利。不要老和别人比得失，多看人家的付出，知足常乐。

心灵悄悄话

XIN LING QIAO QIAO HUA

豁达的人"拿得起放得下"，拿会高高拿起、稳稳托住，放会及时放下、不拖泥带水。豁达的人明白，他们的豁达就是一种自我精神的解放。如果每天为了生活的得与失、忧与愁煞费苦心，心灵的窗户就会被蒙上灰尘，人生也就没有了快乐可言。所以，他们选择用豁达的诚挚和热情去感受生活，没有了琐事的羁绊和缠绕，也就使身心获得了解放，自有一片自由的天地任自己驰骋。

第七篇 人活着就要有希望

希望像一盏明灯，照亮人生前行的道路。当我们处于困境而无法自拔时，希望告诉我们“山重水复疑无路，柳暗花明又一村”；当我们因遭受挫折而停滞不前时，希望提示我们“长风破浪会有时，直挂云帆济沧海”；当我们落魄于人生而产生厌世心理时，希望慰藉我们“天生我材必有用，千金散尽还复来”。

坚守希望，人生便充满斗志，生活便不在毫无目标；只要心存信念，总有奇迹发生，希望虽然渺茫，但它永存人间。角度不同，看到的自然会不同。因为，心态决定角度。

假装快乐，就会真的快乐

这年头，谁不曾有过郁闷的心情呀？自从清华园以光速传播开“郁闷”一词，“小郁一族”的声势可谓日渐膨胀。诉说起“解脱”或曰“超脱”策略每个人都是一套一套的，更有人语出惊人：“在不高兴时期要学会时刻告诉自己——我很快乐。于是乎，自然就能明月窗开，柳暗花明了。”

这快乐明明就是装出来的，自欺欺人能真的让人快乐起来吗？“问题”本身实实在在地依然存在，没有解决。不快乐的根仍然有门神死死把守不肯松手。怎么办？日子总要继续，告诉自己要好好过日子，告诉自己理应快乐，告诉自己已经过得很好。难得糊涂，知足常乐，假装快乐也是快乐。所以，把注意力转移到关注自己的情绪本身，不要去追究事情的本末。情感能力差相信不是你的错，错不在于你，错不在于他。每天对着镜子微笑，笑容慢慢从僵硬很快过渡到自然，过渡到发自内心。将满脸的弥勒佛相留给观众，他们会回报你愉悦！假装快乐可以变成真快乐的！习惯成自然，快乐心情也是一种习惯，天性开朗是福气，意识到需要后天努力是聪明。

是的，生活必须得继续，而逆境只是你人生坦途中的一块石头，只是大小的区别而已。小的，可以随手将它搬到路边去；大的，如果自己实在搬不动，可以请人帮忙，实在不行就绕过去。也许你会有挫败感，会有沮丧和无助，但是，没关系，假装快乐地继续向前走，你会发现，这些坏情绪很快就会忘掉。

一名养路工在5年内先后经历过：儿子大学落榜、妻子患重病住院半年、家中被盗、在马路上工作时被汽车撞断胳膊……如此倒霉的经历，你可能会为他担忧，觉得他的日子已经没法过了。你绝对想不到他依然很快乐，每天都是笑呵呵的。当大家问他怎么能保持每天快乐的时候，他说：“其实，我的很多快乐都是假装的。儿子大学落榜时，我也难过，但我知道，难过不能解决任何问题，所以我就假装快乐，我的妻子看到我乐观的样子也就慢慢放下心来，时间长了我们就真的不再去忧虑这事了；妻子住院期间，当时我忙前忙后，压力很大，但我还是告诉自己，你现在很快乐，我的笑容给了她很大的信心，她能够感到快乐，我觉得我更有了快乐的理由；家中被盗，的确损失不小，但我想还是开口笑吧，假装快乐会让我忘记这件不愉快的事情，我对自己说，不就是丢了一点东西吗？没什么大不了的，还是快快乐乐地忘记这件倒霉的事情吧；而胳膊被撞断后，我告诉自己，不管怎么说这件事还是值得快乐的，我可以趁这个时候好好休息休息……我不能垮掉，也不敢垮掉，我就假装快乐——后来我发现，假装快乐也是可以让人感到快乐的！笑是免费的，假装快乐不用花一分钱，但它们却能伴随我渡过许多难关……

可见，情绪可以调适，心情也可以“装”，只要你随时提醒自己，鼓励自己，你就能让自己常常有好情绪，坏情绪自然就不会常来打扰你。

心理专家解释说：“‘假装快乐’是一种快速调整情绪获得快乐的方法，虽然治标不治本，但的确有效。心理学研究发现，人类身体和心理是互相影响、互相作用的整体。某种情绪会引发相应的肢体语言，比如愤怒时，我们会握紧拳头，呼吸急促，快乐时我们会嘴角上扬，面部肌肉放松。然而，肢体语言的改变同样会导致情绪的变化，当无法调整内心情绪时，你可以调整肢体语言，带动出你需要的情绪。比如你强迫自己做微笑的动作，你就会发现内心开始涌动欢喜，所以假装快乐，你就会真的快乐起来，这就是身心互动原理。”

他认为，这种感受还可以通过行为获得，情绪压抑者可以尝试“笑功”：先站直，然后身体前屈90度，再后仰10度，并配合喊出“哈哈哈哈”的声音，动作和声音力求夸张，连做6次，前后对比就会有不同感受。

追求美好的未来是人的天性，也是人类生存和社会进步的动力。所以憧憬未来，能帮助你“装”出好心情。憧憬美好的未来时，你能保持一种奋发进取的精神状态。不管现实如何残酷，始终相信困难即将克服，曙光就在前头，相信未来会更加美好。不管命运把自己抛向何方，你都会泰然处之。在这种心情下，坏心情看起来实在太渺小了。

我们常说“快乐是一天，痛苦也是一天”，逆境已经给身心带来了很大的打击，那为什么还要自己往自己的伤口上撒盐呢？

是高兴，是难过，都由自己说了算。

世界万事万物都是这样，同一件事情积极方面和消极方面都摆在你面前，就看你怎么选择了，你选择的不同，得出的结论也是截然不同的。幸运和不幸、快乐和沮丧是同时存在的，关键是你是去寻找阳光还是去寻找黑暗。

曾经有一个同事在办公室的一角摆放了一个崭新的鱼缸，里面装满了清水，但还没有放进去鱼儿。只见他每天精心擦拭缸壁、调试水温，然后蹲在鱼缸前窃喜，他的这一举动常常让我和其他同事感到好笑，但那位同事毫不理会，随后还滔滔不绝地说起了他的养鱼计划，大谈他喜爱的“罗汉鱼”，那美滋滋的神态溢于言表。

说实话，听了同事的一番打算，看着他那快乐的样子，我倒羡慕起他的闲情来。我们的工作性质就是足不出户，大多时间是坐办公室处理公务或者编审稿件，有时一天也不下楼，在这样的环境下工作，本应该是快乐的，但长久的忙碌也觉得烦躁和乏味。

如今，生活的节奏好像被我们调得越来越快，忙，大概是现代人一个最典型的标志。元代有位无名氏在一曲元曲里这样慨叹：“叹世间多少痴人，多是忙人，少是闲人。”这种居高临下、笑傲苍生的空灵境界，恐怕我们无论如何也是难以体验和苟同的。

不过，在忙碌的日子里，人应该要忙里偷点闲，苦中求点乐的。话虽这么说，真要做个忙人不难，做个闲人也不难，难的是把忙与闲统一于一身。其实，一个人可以不做闲人，却不可以没有闲情；一个人忙点苦点不可怕，怕的是不会忙里偷闲，苦中求乐。

许多人至今仍信奉玩物丧志的教条。其实，因了闲情而丧志的确有人在，但不涉闲情却也毫无志向的更是大有人在。在我们周围，有着广泛闲情的人不少也是人生和事业的强者。他们往往对周围的一切都充满兴趣，这应该算是生活的热情。最难能可贵是身处逆境，仍能保持一种豁达的闲情。

从某种意义上说，生活这根弦不应该绷得过紧，绷得太紧，人就会感受不到生活的乐趣，失去生活的追求，进而失去对人生的真情。枯燥的生活如同荒漠，它只能造就枯萎而干瘪的心灵，心若死，生还有意义吗？

当然,闲情并不是向往六朝人那样悠然若仙放浪形骸,也不能对闲情挥霍无度。学会忙里偷闲,才会使我们的生活、我们的精神状态和心理状态保持相对的平衡,才能感受生活的快乐。除了拥有一份闲情外,还要学会对待生活中的那些无聊的闲事。

曾在电视上看到一位中年领导者的一段遭遇,说是一位无聊的异性常常打来骚扰电话,被妻子发觉,结果闹得满城风雨,他选择了辞职,家庭也面临崩溃。这样一个荒诞的事情,竟然改变了一个人一生的命运。在这位领导者的生活中,它实际上是一个无关主流的闲事,可这闲事又具有很强的杀伤力。所以,但凡这样的闲事,往往会驻留在人的心中,销蚀掉一个人的意志,侵蚀人的肌体,毁坏人的身心。

其实,闲事人人有,你唯一能做到的就是不让它缠上你,躲开它。学会用一种坦然的心态直面各种闲事。遇到闲事,自己心里方寸不乱,就会少许多的麻烦。

快乐就是这样,快乐需要选择,要阳光还是要黑暗,只能自己说了算。郑渊洁说:"有所得是低级快乐,无所求是高级快乐。"如果我们不断地学会放手、学会轻视、学会正确地剖析和解读我们自己的灵魂,那么,就会多一分阳光,少一分黑暗,多一分快乐,少一分遗憾。当然,做出正确的选择并不是一件容易的事,和一个人的性格、阅历和境界密切相关。一般来讲,性格越开朗、阅历越丰富、境界越高远的人快乐也越多。那么,应当如何做出正确的选择?有几点可注意把握:

1. 消除妒忌

妒忌心理是使人心情变坏、远离快乐的毒药,一旦沾染则痛苦万分,而无法自拔。在生活中有些妒忌心很强的人,在容貌上容不得别人比自己漂亮;在工作中容不得别人比自己干得出色。甚至妒忌别人比自己穿得好、比自己吃得好、比自己过得好……整天像个红眼的斗鸡,见到比自己强的就斗气,连说话都带刺,不但自己活得很累,也破坏了别人的好心情。

2. 宽容别人

有的人心胸狭小,不能原谅人,对别人的赞美之词常常忘记,但对别人无意中一句伤害自己的话却耿耿于怀,甚至多少年都记恨在心。正如一篇文章中说的，有的人心里专门收集垃圾，把多少年来人们丢给他的垃圾都积攒着，不但阴暗而且肮脏，怎么会有好的心情呢？因此，要学会宽容别人，包括宽容伤害过自己的人，因为不宽容别人，受伤害最多的还是自己。

3. 顺其自然

星期天想去逛街，偏偏遇见大雨，这时把门窗关好，沏上一壶好茶，一边静静听着雨声，一边细细品着香茗，应该是个不错的选择。因为抱怨无济于事，天公不会因为你的抱怨把雨停住，要改变的不是天气而应是你的心情。

4. 把握现在

《泰坦尼克号》中有一句名言：快乐度过每一天。快乐其实就在身边，关键是如何去把握。有的人总把快乐寄托于未来，整日忙忙碌碌，无暇享受生活的快乐——没文凭时拼命拿文凭，想等完成学业再找快乐；有了文凭找好工作，想找到可心的工作再寻快乐；有了工作想成家，想有了美好的家庭再找快乐；有了家庭又想培养孩子，想等孩子长大成才再找自己的快乐……结果直到白发苍苍还与快乐无缘，这样的人生实在可悲。

心灵悄悄话
XIN LING QIAO QIAO HUA

生活的快乐，快乐的生活，每个人都向往，调整好心态，学会正确选择，快乐就会时常陪伴你。

坦然面对，给压力一个宽阔的缓冲带

快乐是一种对痛苦的领悟。因为这样的快乐才是纯粹的快乐，而不只是一种高兴。就像无厘头只是一种搞笑，而不是幽默一样。快乐是历经千般辛苦酿出来的蜜，那是一种甘甜。而要想体会这种甘甜，没有坦然的心态是做不到的。

坦然，就是处变不惊，就是得之不喜，失之不悲，就是承认现实并接受现实，就是认清自己不做无谓的抗争……这样的坦然，才能让压力化作无形，才能让烦恼淹没其中。

谁都无法逃避压力。因此，与其被动接受，还不如主动减缓压力带来的负面影响。同样，懊悔、沮丧也不能让压力减轻，相反还会让压力的影响扩散，甚至带来更多更严重的副作用。所以，如果能够坦然地面对压力、接受压力，压力就已经被我们压缩到最低程度了。

学会坦然，同样的事情发生在别人身上，别人还在为自己的错误懊丧的时候，他们早已经收拾心情重新上路了；在别人忙着寻找客观理由的时候，他们已经找到了解决问题、改进思路的方法；在别人推卸责任的时候，他们已经在压力的督促下整装待发。正是这份坦然，让压力侵袭的脚步停了下来，给了压力一个缓冲，避免了压力对身心的强力冲击。更为重要的是，坦然让心理不至于失衡，一颗平静的心才不会被困难和挫折扰乱了心智。

坦然是一种失去后的豁达

《说典》中有则小故事：东汉大臣孟敏，年轻时卖过甑（陶制炊具）。一次，他的担子掉在地上，甑被摔碎了，他头也不回地径自离去。有人问他："坏甑可惜，何以不顾？"孟敏十分坦然地回答："甑已破矣，顾之何益。"是的，甑再珍贵，再值钱，再与自己的生计息息相关，可它被摔破，已是无法改变的事实，你再心疼、懊悔、难过，也是无法改变既成事实的，反而让懊丧有了可乘之机，影响身心的健康。

刘翔在雅典奥运会夺冠后很多事情都变了，瞬间的成名和外界的追捧，突如其来的荣誉压在这个只有20多岁的年轻人身上，很难不发生一些化学效应，人前那个阳光灿烂的刘翔，在父亲刘学根的眼里，其实是在2005年之后才学会了坦然。

父亲回忆说："有一次他星期六训练回来，把自己关在房间里整整三天三夜没出门。我憋不住了，拉上他的妈妈一起找他长谈了一次。他妈妈说，奥运会金牌拿回来了，大家都非常开心，我们家也非常开心。但拿了金牌，你怎么变成这个样子？你变成这个样子，我们宁愿这个金牌不要的！"

对于父母的责备，刘翔显得很无奈，涉世未深的他还不懂如何在繁忙的应酬和疲劳的训练之间找到平衡，年轻人除了躲避，实在是"无路可逃"。但父亲的话让刘翔浮躁的心沉静了下来，他对刘翔说："你和我们相处、和人家相处，你不开心，我会不开心，人家也会不开心。你应该享受生活，拿个金牌不容易，你怎么变成这个样子了？看到邻居头一低，就像犯了错误一样。你是奥运冠军，你不睬人家，人家照样不睬你。你跟人家打招呼，人家也会跟你打招呼，这也是一个不大不小的鼓舞。你是社会上的一分子。你的逆反、你的变态，伤了很多人的心，你对得起谁？"

那次长谈，刘翔哭了。但醒过来后，就跟打了一针强心剂似的好了。用父亲的话来说，就是发烧了之后，好了，清醒了。

现在的刘翔，已学会坦然承受来自各种环境的压力。他得到了冠军，他同时失去了作为一个常人的喜怒哀乐，但这些都是他必须承受的，只有豁达地接受这一切，才能继续自己的事业，继续取得好成绩。

坦然是一种失意后的乐观

有一个退休的老人很喜欢钓鱼，他每天一大早出门，到傍晚时候才回来。有时候，他拎回的鱼篓里满满的，老人就一边唱歌一边往家里走。有时候，他一天一条鱼也钓不到，可他仍是一路欢歌。

别人不解地问："你钓上鱼来快乐，可是今天你等了一天，钓不上来鱼，怎么还这样快乐？"老人回答说："鱼不咬我的钩那是它的事，我却钓上来了一天的快乐！"

多么睿智的老人，多么坦然的心态，这大概就是所谓智者的人生、快乐的人生吧！

坦然是一种放弃，更是一种得到

一位老人在高速行驶的火车上，不小心把刚买的新鞋从窗口掉了一只，周围的人备感惋惜，不料老人立即把第二只鞋也从窗口扔了出去。他的举动让周围的人大吃一惊，也不思其解。老人解释说："我掉了一只鞋，一定会被别人捡到，可这反而给那个人增添了烦恼——一只鞋怎么穿啊！现在，我把另一只鞋也扔了下去，那个人就可以拥有一双而不是一只皮鞋了，他就会感到很快乐。而我呢？这双鞋无论多么昂贵，剩下一只对我而言已经没有用，我把它们都扔下去，不必再为脚上的一只鞋而苦恼，相反，我会因为那个人的快乐而感到快乐。"

失去了固然可惜，但是可惜必须马上停止，否则这种可惜就会变成不断侵蚀心灵的蛀虫——抱怨、悔恨，最后让人寝食难安，烦恼缠身。如果坦然面对失去，就可以让这种心情尽快结束，如果再换个角度，那就会发现，失去的同时成全了别人，未尝不是一种得到，只是换了一种方式而已。

坦然是平淡中的一份自信

泰戈尔有一句诗："天空没有留下鸟的痕迹，但我已飞过。"一天，乘坐公共汽车出门，中途上来了两个人，看样子应该是夫妻。他们不知道在"谈论"什么，因为他们用的是手语，但是从他们的表情上能够看出来他们很开心。他们的"交谈"持续了很长时间，中途有人下车，但只有一个空座位，两个人谁都不肯坐，干脆都站着。丈夫还时不时地拨弄一下妻子的头发，妻子亲昵地拍丈夫一下。两个人就那么旁若无人地"交谈"着，就那么旁若无人地"笑"着，尽管那"笑声"在很多人看来并不能算是笑声，但他们的那份坦然、自信就像从心底溢出来的一样充满了整个车厢。

坦然是沮丧时的一种调适

一位扫了三十年大街的老伯，每天把一条长长的大街扫得干干净净，三十年如一日，不管刮风下雨，不管是炎炎夏日，还是数九寒天，他的付出让上早班的人们灿然走过干净的街道，心里多了一份美好。有人以为：几十年这么平平淡淡地过，这位老伯可以说是小城里生活最不顺心的一个了。但老伯的回答却是：这条街只有我扫得最干净。对于扫街的人来说，原来扫得最清洁的恰恰是自己的心。

困难、挫折、失败、失意等都会给人造成压力，给我们带来困扰，面对压力最好的办法就是以坦然的心去面对，但是如何才能做到坦然呢？

1. 善待压力

面对压力时心存感激，感谢压力给了我们源源不断的动力。

每天早晨，在非洲大沙漠上生存的羊睁开眼睛所想的第一件事就是，我必须每天比跑得最快的狮子还要快，否则我就会被狮子吃掉。而就在同一时刻，狮子从睡梦中醒来，首先闪现在脑海里的第一个念头是，我必须比跑得最快的羊还要快，要不然我就会被饿死。于是，几乎是同时，羊和狮子一跃而起，迎着朝阳跑去。生存的压力，使羊成了奔跑的"健将"，狮子成了草原上的猎手。

2. 学会释放压力

压力是时刻存在的，不及时释放，就会因压力过大而导致身心受损。每个人的心理承受能力都有一定限度，及时释放压力，不要让压力堆积，给自己带来危机。

3. 学会善待自己

面对压力要学会坦然接受，给自己的心一个缓冲。同时，还要在压力中找到快乐，找到动力，而不是让麻烦纠结身心。越早摆脱压力，就能越早还心灵以平静。

心灵悄悄话

XIN LING QIAO QIAO HUA

谁都无法逃避压力。因此，与其被动接受，还不如主动减缓压力带来的负面影响。同样，懊悔、沮丧也不能让压力减轻，相反还会让压力的影响扩散，甚至带来更多更严重的副作用。所以，如果能够坦然地面对压力、接受压力，压力就已经被我们压缩到最低程度了。

换个角度，就能换个心情

“众里寻他千百度，蓦然回首，那人却在灯火阑珊处。”凄清缠绵中，人们总会觉得那是冥冥中缘分的注定，是佛前五百年的修行。事实上这不过是人们的一种美好寄托，这句流传千古的诗词给我们的启示是：凡事换个角度就可能有不同的收获。寻觅未必就是注视前方，掉转视线，最不可能的地方有时正是最有可能的地方。

一片落叶，你也许会看到“零落成泥碾作尘”的悲惨命运，但是只要换个角度，你便会发现它“化作春泥更护花”的高尚节操。

当人们习惯了看问题的角度，习惯了做事情的方法，习惯了自己所处的位置，习惯了对幸福的错觉，习惯了对快乐的奢求，习惯了把自己也变成习惯的一部分，于是，生活就变成了两根铁轨，虽在不断向前延伸，却没有变化，也不曾远离，而且很容易在单调枯燥的简单重复中沉沉睡去。其实，换个角度，痛苦和烦恼只不过是命运送给人们还没有打开包装的礼物而已。

一位伟人曾说过：“要么你去驾驭生命，要么生命驾驭你，你的心态决定了谁是坐骑，谁是骑师。”人活一世，一定要将自己定位在骑师的位置，遇到艰难与挫折时，换个角度，以一种良好的心态待人处事，就能够把人生大戏演绎得更加精彩。

有一个小和尚在庙里待烦了，总觉得心情郁闷，老是高兴不起来，便去向师父诉说烦恼。

师父圆通和尚听了徒弟的抱怨后，对他说：“快乐是在心里边，不假外求，求即往往不得，转为烦恼。快乐是一种心理状态，内心淡然，则无往而不乐。”

圆通和尚说罢此话，见徒弟还是似懂非懂的，就向徒弟讲了一个故事：

某个村落，有个老爷的口头禅是“太好了”。有时一连几天下雨，村民们

都为久雨不晴而大发牢骚，他却说：“太好了，这些雨若是在一天内全部下来，岂不泛滥成灾，把村落冲走了？神明特地把雨量分成几天下，这不是值得庆幸的事吗？”

又一次，这位“太好了”老爷的夫人患了重病，村民们以为这次他不会再说“太好了”吧？于是，都特地去探望老夫人。

哪知，一进门，“太好了”老爷还是连说：“太好了，太好了。”

村民们大为不解，问他：“老爷，你未免太过分了吧？夫人患了重病，你还口口声声说太好了，你到底存的什么心啊？”

老爷说：“哎呀，你们有所不知。我活了这么一大把年纪，始终是她照顾我，这次，她患了病，我终于有机会好好照顾她了。”

讲完了故事，圆通和尚告诉弟子：“生活在世上，能把坏事从另一个角度看成好事，不是很有启示吗？只要抱着积极乐观的态度，面对一切遭遇，就没有什么摆脱不了的忧郁。”

当人们总在感叹太烦太累的时候，是不是也曾停下脚步，检视一下自己的心情，有哪些是需要自己打起十二分精神全力面对的困难，哪些是人为夸大了的烦恼，哪些纯粹是自找的担忧，哪些是无关紧要的焦虑，哪些是为赋新词强说的愁，哪些是看起来很麻烦、换个角度却可以让人高兴起来的“坏”事……

有一次，小提琴演奏家欧利布尔在法国巴黎举行一场音乐会。演奏时，小提琴上的A弦突然断了，欧利布尔就用另外的那三根弦演奏完了那支曲子。欧利布尔感悟到“这就是生活，如果你的A弦断了，就在其他三根弦上把曲子演奏完。”当命运交给你一个柠檬的时候，你就试着把它做成一杯柠檬水。

换个角度，不但化解了不幸，相反还有所收获，不是失去了，反而是加倍得到了。就像一个人做了噩梦，被吓醒，搞得一天都没有好心情。这固然很可恶，可做美梦就一定很快乐吗？未必。那些做美梦的人，觉得相比于虚假的美梦，自己的现状更如同一场真实的噩梦。因此，如果虚假的噩梦能让人们关注到自己早已忽略的那些珍贵的拥有，又何尝不是一种幸福呢？

同样是一缕暗香，鸟儿可能不会驻足，但蝶儿会为之狂舞；同样是一个巨浪，船儿可能会望而却步，海鸥却会破浪翱翔；同样是一棵枯树，悲观者看到了死亡，乐观者却看到了希望……

从不同的角度看生活，得到的感受也就不同。用"俯视的锐角"看生活，你看到了别人的头顶，想到了别人的渺小，映射出自己的高傲。你伸出的是一根指头，指点江山的一根指头，而不是温暖的援手。你藐视了别人，自大了自己，最终将自己放逐在爱的阴暗角落里。最不幸的是，你没有藐视困难、挫折、烦恼，反而是它们因为你的自大而肆无忌惮、肆虐成性。

如果用"仰视的钝角"看生活，你看到的则是头顶的一片天，和每个人很大的一张脸，你渺小了自己，放大了别人；你困窘了自己，放纵了郁闷；你亏待了自己，成全了烦恼；你伪装了自己，苦闷了内心。你的自我渺小，无形中将不幸放大了许多倍，你深陷感觉的泥淖中自我痛苦着，紧闭的双眼看不到一丝的阳光。

如果用"正视的直角"看生活，会看到一些不尽如人意，会看到"世态炎凉"，会看到人和人之间的真实，但是你也会看到别人的眼睛，进而通过这扇窗户看到一颗真实的内心。更重要的是，你的平视，或者说是正视，让你用正常的、没有任何偏见的角度和心态来看待是是非非，看待前因后果，看待眼前的不幸和就在不远处的幸福。如果蓦然回首，你还会看到不幸的前生还曾是一片绿洲。

换个角度，就是将心换个方向。感受挫折，不是为了昭示弱者，而是不断变得更强。因此，请千万记住，忧郁只是一种"角度"，而换个角度，也就换了一种心态，换了一种生活。

心灵悄悄话

XIN LING QIAO QIAO HUA

从不同的角度看生活，得到的感受也就不同。你藐视了别人，自大了自己，最终将自己放逐在爱的阴暗角落里。最不幸的是，你没有藐视困难、挫折、烦恼，反而是它们因为你的自大而肆无忌惮、肆虐成性。

人非草木，孰能无情，但是别滥情

所谓“人非草木，孰能无情”，正是因为有情，所以人们总是很容易睹物思人、触景生情，这本无可厚非。生活的经历让人们的感情和内心遭受了这样那样的波折，给人们积淀了不同的心理感受，这些心理感受会转化为情感的一部分保留下来，当某件事情触动人们的这些情弦时，类似的情感就被激活，就会流露出来。但是，人可以多情，却不该滥情。“多情”是针对一个人的性格而言，重视情谊、感情深重的性格叫多情。多情是一个褒义词，是一种有情有义，这样的人是被人们所喜欢的、所称赞的。滥情则恰恰相反，滥，泛也，是指随意的、无原则的。

对忧郁的人来说，多愁善感是导致其忧郁的原因之一，而多愁善感往往就是滥情的开始。多愁善感历来都是被人们作为负面特征的。当一个人对任何事情都能产生这样那样的情感，而且不是烦恼，就是悲伤，全都是类似的负面情绪的时候，那么，被负面情绪长期浸泡的神经，就像被蛀虫不断围攻的柱子，倒塌只是时间问题。

林黛玉是曹雪芹创作的不朽人物形象，赢得了无数男人的心。她的柔美、多情、才气、命运坎坷，都是其形象的重要组成部分。但是，也正是因为她的多愁善感，让她的生命过早凋零，徒增遗憾。

人们常说林黛玉的美是一种病态美。这种病态美正是缘于她的性格和命运。林黛玉可以算作是“忧郁”的代名词，她的忧郁是几方面的原因造成的：首先，她的身世很可怜，这给她的心里留下了阴影，直到她逝去都不曾消散。其次，她寄人篱下，不被重视，更增加了她的感伤。第三，和宝玉的爱情失败，让她遭受了巨大的打击，以致心灰意冷。最后，不得不说的是她的多愁善感，增加了她的忧郁气质，也加剧了她的死亡。

在作者的笔下，我们看到的林黛玉是长年心情压抑，动辄掉泪，睡眠不好，多愁善感，这便是典型的忧郁状态。儿时养成的“抑郁型人格”使她夸大了痛苦，时时感到大观园内“风刀霜剑严相逼”，因而心情长期沮丧又焦虑不安。

如果说身世可怜和寄人篱下这样的客观事实是难以改变的，也没有力量对抗封建礼教，那么至少可以改变自己的心态，让自己的生活多一些快乐和阳光。但是，林黛玉没有，她继续发挥着自己伤感的“天赋”，时时处处梨花带雨，惹人怜爱，也让人担忧。

林黛玉把所有的希望寄托在爱情上，希望通过和宝玉的爱情能够让自己赢得尊重，获得地位。因为她深知，如若当不上二奶奶，大观园就没有她的地位，便只有远嫁他乡这一条路；当二奶奶既是她的情感需要，也是她的生活所靠。但正是希望越大，失望也就越大，爱情的失败，让她备受打击的同时，更是长期耿耿于怀，难以化解。再加上宝钗对二奶奶之位的虎视眈眈，因此这件事便成了她的心病，心理学上称作“情结”。

林黛玉的清高也使得其心里苦闷不愿向别人诉说，长期压抑情感，把那份担忧闷在心中，任忧愁日日吞噬她的心，使她天天沉浸在痛苦之中。而宝玉的不能理解，也使这种担忧变本加厉。

林黛玉性格敏感多疑，心气高傲，处世认真又不屑手腕。也因此，在老祖宗面前的日渐失宠，让她对自己命运不能把握的不安和担忧一步步显现出来。“黛玉葬花”是林黛玉的忧郁情绪发展到极致的表现。她把自己比作花，“质本洁来还洁去”，执拗于自己的处世态度，无奈于现实的命运和悲凉，她注定将以悲剧的形式告别她曾百般眷恋和试图抗争的人世。

毫不夸张地说，林黛玉的悲剧就是多愁善感的悲剧，就是忧郁导致的悲剧，就是最后让忧郁杀死的悲剧。

当然，我们不能否认时代的作用，但是，这是一个小小的林黛玉无能为力的。何况她所选择的和命运抗争的方式竟然是悲天悯人、多愁善感，这就注定了是一种自取灭亡、自我毁灭。

这让我们联想到一些人总是怨声载道、抱怨连天，总是很容易被外物左右自己的心情。这样的人很多情，但是往往不能很好地把握好度，让多情变成了一种多愁善感，变成了一种滥情，最后让自己痛苦得无以复加，哀伤得难以自拔。

人类的感情很充沛，每个人都会对身边的一切产生不同的情感，但要知道，很多的多愁善感不但于事无补，相反只能加剧自身的痛苦，那就必须要加以控制了。

1. 面对不如意的境遇，要学会随遇而安。

所谓“既来之则安之”，人应该以积极乐观的态度去适应环境，而不是试图去改变环境，因为环境凭一己之力是改变不了的。否则，只能徒增烦恼。

2. 面对不理想的处境，要学会处之泰然。

处之泰然不是随波逐流，不是得过且过，是冷静客观地对待，然后积极准备，以图积蓄力量，争取自己想要的生活。

3. 面对打击和失败，可以消沉，但只能点到为止。

打击和失败是对自信心的一种考验，但失败是人生的常态，所以，不要让自己在失败中“呆”得太久，越早出来越早感受到阳光。

4. 人可以多情，但不能多愁善感。

多情是一种好品质，但多愁善感则是一种感情脆弱的表现，这会给自己增加更多的烦恼、焦虑、不安、悲伤，让身心不堪重负。

5. 对自己的不良情绪要抵制而不是放任，更不是放纵。

控制不良情绪的蔓延，抵制不良情绪对身心的伤害，这是有效的手段。如果放任，乃至放纵不良情绪，那么必会加重其危害程度。

6. 有些情感是不能强求的，要学会放手。

放手既是一种放弃，更是一种收获。收获的是自己内心的释然和平衡。与其强求而让自己痛苦，还不如放手让自己得到解脱。

心灵悄悄话
XIN LING QIAO QIAO HUA

对忧郁的人来说，多愁善感是导致其忧郁的原因之一，而多愁善感往往就是滥情的开始。多愁善感历来都是被人们作为负面特征来使用的。被负面情绪长期浸泡的神经，就像被蛀虫不断围攻的柱子，倒塌只是时间问题。

开心是一天，痛苦也是一天

“祝你开心每一天”是最常见的祝福语，这表达了人们的一种希望——每个人都希望自己每天都能过得开开心心。然而生活中不可能每天都有让人高兴的事情发生。要想让“开心每一天”的梦想成真，就要求我们不能被动地适应生活，让发生的事情来决定我们的心情，而要学会主动去寻找快乐。

一个人的情绪是可以引导行为和改变心态的。如果一个人总是想象自己进入某种情境，感受某种情绪，结果这种情绪十之八九真的会到来。开心是一天，痛苦也是一天，就看你以什么样的心态去度过了。若是假装愤怒，人由于容易受“角色”的影响，心率和体温就会上升。同理，选择开心，即使遇到不如意的事，也能带领你走出忧郁，并感染身边的人一起开心。

《幸福之道》提到一个这样的理论：人们可以通过快乐、满足的行为表现来实现内心真正的快乐。也就是说当你微笑、拥抱、欢呼或和别人兴奋地击掌时，你会感受到因为这些举动带来的喜悦感，并且这种喜悦感是发自内心的。这一理论来源于一个颇具争议的原则——“身体—思想相互作用”原则，即认为情感可以通过行为进行反驱动。简单地说：如果你感觉快乐，你会微笑；相反的，如果你微笑，你就会感觉快乐。

当人们遭遇生活的不幸时，或者被压力纠缠时，及时地调整心态和情绪是非常重要的，因为，这直接决定了你是不是有勇气面对接下来的生活。

在社交场合，微笑是最好的通行证。不管此时你的心里是伤心难过，还是烦躁易怒，你都必须装作没事一般，面带微笑地和别人交流。因为，别人没有义务为你的坏情绪买单；别人更不是垃圾桶，可以让你将自己的坏情绪一股脑儿地倾倒进去；而且，没有人愿意对着一张冷冰冰、没有丝毫热情的脸。

如果你带着坏情绪微笑着去参加社交活动，结果很有可能让你变得开心起来。这就是社交活动的一个好处，它强迫我们假装开朗，即便最终无法引发我们发自内心的快乐，至少也能帮助我们抛开之前的不快。个中的原因其实很简单，大部分人会不自觉地受到周围人的影响，在无意中模仿他们的表情、动作和声调，如果我们身边的人表现得很快乐，我们也会表现出快乐，而行为最终成了态度的一部分！

我们常说：开心是一天，痛苦也是一天，那干吗不选择开心地度过这一天呢？

心灵悄悄话

XIN LING QIAO QIAO HUA

如果你带着坏情绪微笑着去参加社交活动，结果很有可能让你变得开心起来。这就是社交活动的一个好处，它强迫我们假装开朗，即便最终无法引发我们发自内心的快乐，至少也能帮助我们抛开之前的不快。个中的原因其实很简单，大部分人会不自觉地受到周围人的影响，在无意中模仿他们的表情、动作和声调，如果我们身边的人表现得很快乐，我们也会表现出快乐，而行为最终成了态度的一部分！

第八篇 虚己，每一天都是清新的

空杯心态，需要我们永不满足，倒空自己，时刻归零。归零是彻底的空杯，是空杯的极致。空杯心态，是人自我超越的关键所在，空杯心态比 100 种能力更有力量！

让每一天都是新的起点。一个人保持“归零”的心态很重要，每一天归零，就如同给心房做了个大扫除，这样才不会有积尘。否则，如果你总是忙于卸去昨日的包袱，那么你就无法担负起今天的责任。当“归零”成为一种常态，一种延续，一种时刻要做的事情时，也就完成了人生的全面超越。

适时疏导，拥堵的心才有畅通的空间

河道需要定期疏通，才不会因为堵塞而导致河水漫堤。同样的，人的心情和情绪也需要适时地疏导，才能给心多一些空间，吸纳更多的氧气。忧郁就是因为众多的负面情绪没有得到适时、及时的纾解，而长期积累导致的结果。

《黄帝内经》中有这样的记载："思伤脾""忧伤神""恐伤骨""悲哀愁忧则心动，心动则五脏六腑皆摇"。现代医学研究也发现，癌症、高血压、心血管等疾病的诱发病因很大一部分就是人的抑郁、焦虑等不良情绪在人体内长期积压的结果。也就是说，当一个人被心理负担压得透不过气来的时候，就容易患上各种疾病。

英国权威心理医学家柯利切尔也认为：积贮的烦闷忧郁就像一种势能，若不释放出来，就会像定时炸弹一样，埋伏在心间，一旦触发就会酿成大祸。反之，如果有人真诚而又耐心地来听他的倾诉，他就会有一种如释重负、一吐为快的感觉。因为这种心理上的应激反应，可以使内心的感情和外界刺激取得平衡，这就是现代心理学中所说的"心理呕吐"。

除了倾诉，还有很多疏导方式，比如痛快地哭、大声地笑、自言自语、写日记等。

每个人每天都在经历着大大小小、许许多多的事情，这些事情都会给心理带来各种不同的反应。一些不良反应如果不能及时纾解，就会沉积下来，随着不良反应的越来越多，这种沉积就会不断增加，最后发生化学反应，导致身体出现各种问题。

这是因为，各种负面情绪都会给人的心理带来压力，而这样的压力长期累积，就会导致心理承受过度，从而带来一系列生理和心理方面的问题。在生理上表现为：心跳加快、肌肉紧张、血压升高、背痛、腹胀、失眠等症状，严重时各种各样的疾病纷至沓来，比如心脏病、胃溃疡等。在心理上表现为：

感觉到身上的负担越来越重，有时压得你喘不过气来；心情总是很忧郁、烦躁，好像总是有事情没有办完，永远不能享受真正的放松和休息；对生活和工作渐渐失去信心，仿佛看不到前面的希望；总觉得心神不宁，担心自己做错或忘记了什么事……

现代人的生活压力本来就很重，有专家指出，配偶死亡、离婚、亲人分离、入狱、家有重要亲人死亡、自己受伤或生病、结婚、被革职、退休等十个方面压力最大。除此之外，还有人际关系、收入差距等，也就是说，任何事情处理不好，都可能会给人带来压力。而人的心理抗压能力是有限度的，众多的压力接踵而至，如果不能及时疏导，淤积的结果就很可能超出这个限度，那也就意味着问题出现了。

美国旧金山有一次发生大堵车，有人等得不耐烦，情绪失控，从车上跳下去开枪打死了十几个人。在社会行为学家眼里，不是因为堵车让他杀人，而是过去所受的压力未得到及时的纾解，堵车只是引爆压力的导火线。不良情绪在人身体内滞留的时间越长，危害就越大，每个人都需要积极地将压力排解掉，轻松走出压力这张网。

要想做好心理疏导，重要的是首先要找到压力源，然后通过分析压力的成因，最后找到纾解压力的方法。下面提供一些纾解压力的方法，希望能够带给您实实在在的帮助：

1. 充足的睡眠。

2. 运动是解除忧郁的良方，而且可以随时随地地进行各种各样的运动，更确切地说是活动。

3. 适时做白日梦，用假想的轻松生活对抗真实的压力。

4. 在感到压力较大时，做几个深呼吸。

5. 保持良好的习惯。比如整理家务，让家变得清洁，能给自己一个好心情。

6. 把自己的想法写出来，更容易理清头绪。

7. 避免采取有副作用的消遣方式，如借酒消愁、通宵打牌等。

8. 向朋友或家人宣泄感情，或者写下自己的感受都有利于缓解精神压力。

9. 全身心地投入一种安静而不带竞争性的活动，能让你通过转移注意力而松弛下来。

10. 听听音乐，让美妙的音符带你遨游曼妙的世界。

11. 能笑的时候要尽情笑。

12. 提前做好准备，不要让忙乱增加压力。

13. 不要做那些事后会让你说谎的事情。

14. 放宽自己的标准。有些事情做得不是很完美没关系，因为它根本就不重要。

15. 学会说"不"。

16. 变"必需"为选择。我们的基本生理需求包括食物、水和保暖，其他的都不是必需的，不要附加其他的选择。

17. 和没有烦恼的人交朋友。没有什么比自寻烦恼的朋友更能让你养成担心的习惯。和乐观的人交朋友有助于你积极地看问题。

18. 选择自己需要和希望的工作、家庭或休闲环境。

19. 多给自己一些积极、正面的暗示，少给消极、负面的暗示。

20. 适当地改变一下生活节奏，改变能够带来快乐。

21. 如果需要完成一个极不愉快的任务，尽早完成它，不要拖延。拖得越久，烦恼也越久。

22. 给自己的生活多做减法。

23. 对人和事怀着宽容之心，接受客观事实。

24. 用乐观的态度看待世界。

心灵悄悄话

XIN LING QIAO QIAO HUA

医学心理学认为，一个人强行压抑自己的情绪，时间久了，人的心理承受力达不到，便会导致人产生心理疾病。心理疏导的基本工具是语言，通过沟通过程中的信息收集与信息反馈，疏通心理，引导自身心理病理的释放和缓解，提高主动应付心理应激反应的能力。

开心地哭，失声地笑

人在悲伤的时候会哭，在高兴的时候也会哭，比如喜极而泣；人在难过的时候会哭，在激动的时候也会哭……很多时候，人们用哭来表达一种内心的情感，同时，这种哭也起着发泄情绪的作用。

人在开心的时候会笑，在愤怒的时候也会笑，比如怒极反笑；人在无奈的时候会笑，在得意的时候也会笑……笑表达的是一种内心情感，但同时它也承担着发泄情绪的作用。

我们常常劝悲伤至极的人说："哭出来吧，哭出来就会好一些。"如果对方真的哭出来，悲伤的情感就得到了发泄，积聚在内心的悲伤就能减小，人就会感到轻松很多。

发泄是缓解压抑情绪、释放压力非常有效的手段，还是防治内科各种疾病，尤其是心血管病和肿瘤的良药。善于发泄的人，心理往往更趋于健康。

墨西哥《宇宙报》刊登文章说：沮丧、悲伤、精神和肉体的疼痛、高兴、紧张、焦虑和激动等情绪都是可以通过眼泪来传递的感觉。如果适时哭泣，将会减缓压力，而如果强忍眼泪，则可能对身体和精神造成伤害。

美国圣保罗－雷姆塞医学中心精神病实验室专家研究发现，眼泪可以缓解人的压抑感。他们通过对眼泪进行化学分析发现，泪水中含有两种重要的化学物质，即脑啡肽复合物及催乳素。其仅存在于受情绪影响而流出的眼泪中，在受洋葱等刺激流出的眼泪中则测不出来。因而他们认为，眼泪可以把体内积蓄的导致忧郁的化学物质清除掉，从而减轻心理压力。

人们遇到悲伤的事情时，如果能放声痛哭一场，流泪后的心情往往会好受许多，这是由于悲伤引起的毒素，通过眼泪能得到排泄的原因。

说到哭，在人们的印象中，女人最擅长此道，甚至达到了信手拈来的地步。事实上，女人哭不是一种软弱，而是一种自我保护。相反，不哭，强装笑脸反而无益于身心健康。悲伤有损健康，但悲伤时哭泣，却是有利于健康的：心理专家研究发现，人悲伤时掉出的眼泪中，蛋白质含量很高。这种蛋白质是由于精神压抑而产生的有害物质，压抑物质积聚于体内，对人体健康不利。

专家认为，女子的寿命普遍比男子长的原因，除了职业、生理、激素、心理等方面的优势之外，善于哭，也是一个重要因素。通常哭泣后，在情绪强度上会减低百分之四十，反之，若不能利用眼泪把情绪压力消除掉，则会影响身体健康。因此，专家认为，强忍着眼泪就等于“自杀”。不管女人的哭是出于什么原因，都能起到一个非常重要的作用，即排解不良情绪，减轻心理压力。

不过，哭不宜超过15分钟。压抑的心情得到发泄、缓解后就不能再哭，否则对身体有害无益。因为人的胃肠机能对情绪极为敏感，忧愁悲伤或哭泣时间过长，胃的运动会减慢，胃液分泌减少，酸度下降，会影响食欲，甚至引起各种胃部疾病。

哭是一种情绪的发泄，笑同样也是。

人生来就会笑，但很少有人知道，笑也是一种很好的健身运动。每笑一声，从面部到腹部约有80块肌肉参与运动。要是笑100次，对心脏的血液循环和肺功能的锻炼，相当于划10分钟船的运动效果。可惜，人到成年，每人每天平均只笑15次，比孩提时期每天笑400次左右少多了。从健康角度来说，这是令人遗憾的损失。

美国一位著名的精神学博士雷蒙德·穆迪在《笑一笑——赋予健康的动力》一书中说：“我发现笑是一种人类生存的能力，恰如医师检查身体各部位一样，笑已成为衡量身体健康的一种正确有效的指示器。”这么多器官能从笑的震撼中获益，笑作为一种运动和健康的指示器，应该被充分重视和利用。

笑是一种心理状态的表达。爱笑的人不仅自己常具有好心情，而且还可以感染他人的情绪。习惯采用幽默的手段自我解嘲的人，比那些习惯让烦恼折磨自己的人具备更好的心态。清晨对着镜子练习微笑的人，可能会因此而改变自己抑郁的心情；这是因为笑会引发大脑中的积极情感，让人真正愉悦起来。早上走进办公室总是微笑着跟大家打招呼的人，不仅会为他人带来一天的好心情，而且还将收获更佳的人际关系。

笑的积极意义体现在许多方面。笑可以宣泄心理冲突，让你从一些日常的烦恼中解脱出来。心理学家发现：笑能加速心跳，增加对大脑的供氧量，从而提高大脑的工作效率，提高你的思考能力。

笑还能减缓衰老。俗话说："笑一笑，十年少。"这句话从生物学角度来解释是有道理的，因为笑可以清除神经紧张，使肌肉放松，有助于驱散愁闷，散发多余的精力，减轻各种精神压力。当你笑的时候，大脑神经会放松一会儿，从而为大脑提供更多的休息时间。

心理专家也指出，开怀大笑是消除疲劳的最好方法，也是一种愉快的发泄方法。不要一天到晚都让自己太严肃，在工作之余不妨幽他一默，开个小玩笑，在笑声中放松心情。笑是一种精神治疗方法，笑能减轻疲劳和紧张，还能提高人体免疫力。笑不仅能使膈肌、胸腔、腹部以及肺脏、肝脏得到锻炼，有利于清除呼吸道异物，还能使面部、臀部、脚部的肌肉都得到松弛，从而解除厌烦、抑郁、紧张的心理状态。

心灵悄悄话
XIN LING QIAO QIAO HUA

哭和笑都是有效的发泄负面情绪、健康心理的好方法。但是很多人都有意地压抑、刻意地伪装，不让这些自然情感真实地流露出来。这样的做法实际上是非常有害的。所以，我们应该在平常有意识地找个借口开心地哭，失声地笑，这样的身心才会真正远离抑郁。

倒空你的“高见”，也许它就是一种偏见

没有调查研究就没有发言权。这是一条颠扑不破的真理。但是很多人往往视而不见，他们相信自己的直觉，相信自己的判断，尽管这种直觉和判断很多时候根本是靠不住的。而由此导致的结果就是，他们自以为是地下结论、做判断，最后误解了别人，将自己陷入尴尬的境地。

著名学者罗伊·F·鲍迈斯特尔的名著《恶》中，记录了这样一个故事：

一个女人在上飞机前，在候机厅的小餐厅里买了一袋薯条和一杯可乐。然后坐到了一位穿戴整洁、考究的男人旁边的空座位上。接着，她开始吃薯条。

当她开始吃第一根薯条时，却发现旁边正在看报纸的男人突然抬起头来，狠狠地盯住她，像一个猎手盯着猎物。

然后，令人惊讶的事情发生了，他将手伸进薯条袋里，掏出一根放进自己嘴里，然后开始嚼了起来！

一种想要逃跑的冲动撞击着她，但气愤使她还是坚持住，并从袋里再拿出一根薯条放进嘴里。

旁边的男人用一种充满敌意的目光看着她，再次向薯条袋伸出了手。他们就这样吃完了这包薯条，彼此没说一句话。

之后，她快快起身，进入候机室坐定，并且对刚才发生的一幕既茫然又气愤：她竟然碰到这种“生物”——一个自得地从陌生人盘中取食的人。

然而，当她将手伸到提包中准备拿机票登机时，却碰到了一样让她目瞪口呆的东西——一整袋薯条！原来，她自己才是从陌生人盘中取食的无礼“生物”！

这个故事让我们认识到：很多时候，我们的一些自以为是的想法，完全

是自己的主观臆断，可能和客观事实相去甚远。我们却固执地认为是一种"高见"，坚持不渝，有时候甚至不给别人争辩的机会。而事实上，这样的"高见"是很靠不住的。

我们常说"眼见为实，耳听为虚"，事实上，眼睛看见的未必全是真的，比如魔术。卢梭说过："最善于欺骗我们的，正是我们的双眼和耳朵。"如果说耳朵有时候会听到不实之词，会偏听，会道听途说，那么，睁大眼睛真真切切地看到的，总该是真实的吧？其实未必。

一位母亲，偶然间发现上高一的女儿的书包里居然有已经吃了半盒的毓婷(一种紧急避孕药)。这位母亲惊呆了，她无法把眼前的一切和平时乖巧听话的女儿联系在一起。她内心焦虑至极，但是没有真凭实据，她又不能直接问。于是，她开始注意起女儿的一举一动，开始变得疑神疑鬼。每天趁女儿不注意翻女儿的书包，细细嗅闻女儿的内衣物品，偷看女儿的日记，甚至前往女儿所在的学校，去跟踪和监视女儿，种种举措把不明就里的女儿逼得烦恼不已，与母亲对立情绪日渐高涨，最后，留下一封信，直接离家出走！

找不到女儿的母亲几乎崩溃。女儿的好朋友告诉了这位母亲事实真相，原来有些女学生之间误传，说避孕药可以治疗脸上的青春痘，于是许多爱美的女孩就去买避孕药吃。

母亲的后悔无以复加，每天都在煎熬中度过，以致神智都有些恍惚。好在女儿在朋友的帮忙下顺利回家。

这位母亲的主观臆断使母女二人的关系陷入了危机，事实上，这种情况完全可以避免，试想如果她在发现问题的第一时间能够先冷静下来，然后试着和女儿开诚布公地、平和地交流一下，也许就不会有后来的事情发生。即使女儿真的有什么超越年龄的举动，互相之间的交流正好给她以提醒和建议，让她及时停止自己不妥的行为。但偏偏这位母亲相信了自己的眼睛，进而相信了自己的"高见"，致使女儿离家出走。

这样的事情在我们的身边经常发生，每个人都可能犯这样的错误。

你的不明真相，甚至不分青红皂白，让被误解的人感到自尊受伤，感到了屈辱，使他们的心里莫名地承受着巨大的压力。对你自己来说，因为误解之下，愤怒、痛楚、灰心、焦虑就会轻率地轮番上场，使你的心灵从此无法安宁。你会怀疑一切,否定一切,使自己生活在痛苦之中。

误解给自己和他人带来的负面影响是很大的,想要尽量避免误解,自己不产生“偏见”,就要特别提醒自己:千万避免“以小人之心度君子之腹”。

避免误会的方法,就是经常“倒空”自己的这些“高见”,通过多方考察、冷静思考、双向沟通等方式,去全面、客观地认识人和事,去创造更科学、更和谐、更美好的人际关系!

心灵悄悄话

XIN LING QIAO QIAO HUA

不少人遇到问题,最容易犯两种错误:一是只从自己的角度出发,不能站在别人的角度思考;二是出现了问题,总喜欢猜疑,甚至只是以一种高高在上的姿态去挑剔别人,但事实往往和自己所想的正好相反。

给自己的生活做个减法

很多时候，人们之所以感到压力重重，甚至不堪重负，并不一定是他们真的承受了巨大的压力，而更可能是众多人为附加的东西让他们感到沉重。即使真的感到了压力，也是由这部分带来的。学会放下，能够给心灵减减负，那些身处忧郁的人们最该学会的就是“放下”。他们不但不懂得适时地放下，相反还不断地给自己加负，不断地给自己的生活做加法。这样的生活自然是难以承受的，被压力和烦恼困扰也就不足为奇了。加法生活的一个具体表现是：用数字来衡量生活的质量。如房子有多大、收入多少、地位如何……表面上他们拥有许多，实际上内心却是空虚的、不快乐的。

加法生活体现在一个“要”字上，正是这个“要”字让许多人像个陀螺，不停地转，稍微慢下来，就要挨鞭子。

读书时，她是公认的才女，不仅数理化成绩斐然，英语考试也常创造神话，在文学上又极富才情，到大学毕业时已出版过一本散文集。这样的她，别人也许侧目，但对她自己来说并不惊讶，因为她知道，凡事要争第一——只要她“要”，她就会去拼命。

她工作的时候，她的好胜心又冒了出来，做销售的时候她要做销售冠军，做顾问的时候她要做明星顾问，23 岁的时候买了第一套房子，25 岁时有了第一辆车。之后的她不断地跟周围的人比收入、比房子、比车、比旅游的豪华程度、比英文的水平，什么都比。她说过，拥有更多，才能给自己带来更大的满足和人生的乐趣。

一年 365 天，她每天都在与客户打交道，几乎放弃了所有周末。事事追求完美，整天忙着工作，世界各地飞来飞去，她把自己弄得像个停不下来的陀螺。朋友曾经问她：“什么时候可以停下来小憩，不要如此疲惫地生活。”她异常坚决地说：“停不了啊，你瞧，在私家车不多的年代，自己有辆桑塔纳，的确是件了不得的事，但是到了城内满大街跑奔驰宝马的现在，桑塔纳显然成了过去式，为了能拥有更好的车就必须更加努力。”她要的太多，什么都舍不得撒手，什么都舍不得忘却，什么都不肯舍弃，生活的扁舟因此承载了太多的重压。

好在她及时意识到了问题的存在，她反思自己，在过去的岁月里，几乎都是用加法拨算着人生，希望拥有更多的财富，希望得到更多的爱，希望得到更多的认可……但是，人的欲望永远无法满足，自己在追求快乐的过程中并不快乐。她突然觉得，自己的人生该做一些减法了。是不是可以不再在乎收入而全心全意地体味生活呢？是不是可以放弃考下一个学位而读自己喜欢的书呢？是不是可以放弃高额的提成而陪父母过一个团圆的春节呢？是不是可以享受一下养花种草遛狗的慢生活呢？如今的她打算考虑换一种活法，用减法来拨算人生。

或许这样的他们因为之前的加法而拥有了很多，大房子、好汽车、名气、地位……但是他们还在不断地追逐，可见他们对此并不满足。而一个不懂得满足的人，内心必然是空虚的，因为他所拥有的这些无法支撑起他的内心世界，所以他还要追求更多。事实上，这样的追求对于他们的内心来说可能都是徒劳的，因为生活是一场比赛，谁也不可能在每个项目上都永远拿第一。

如果剔除生活中可有可无的累赘，不被物欲和贪欲所左右，还原生活的本真，真实体验生活中的自由、放松和属于生命自身的意义，那么生活的压力就可有可无了，因为所有的一切都是顺其自然的。

如果人们不能放弃追名逐利，不能放弃占有，不能放弃奢华，不能放弃伤害，不能放弃抱怨，不能放弃消极……那么生活对人们来说，永远都是烦恼多于快乐。“鱼与熊掌不能得兼”，想要快乐的、减少压力的或者没有压力的生活，就必须懂得舍弃。

很久以前，有一座大山，山里长着无数的荜茇树、胡椒树以及其他各种药草。荜茇树上常常栖息着一种鸟，名叫“我所鸟”。

每年春天药草成熟时，许多人便来到这里采摘药草，用这些药草治病，这时我所鸟总是悲伤地叫唤着：“这些是我所有啊！你们不要采摘！我心里真不愿意谁来采摘啊!”

它虽然这样叫喊,但人们还是照旧采摘,一点也不理会它的哭嚎。这鸟命薄,忧伤地叫着,声声不绝,最后终于因为过于哀伤而死。

故佛有一偈曰:人执我所有,悭贪不能合;纵以是生护,亦为无常夺。

“我所”就是我所有的房屋、眷属、家产,这些身外之物可以利用它来维护我们的生命;而修行人所需要的仅是菜饭饱、布衣暖足矣,如贪求无厌,吝惜不舍,一旦失落,难免会像我所鸟那样哀叫而死。

减法生活的崇尚者们认为,给生活做减法,不是降低生活的质量,而是更加充实我们的精神生活,感受梦境,享受“活着”本身。

减少了一次骄奢淫逸,就增加了一份灵魂的纯净与人生的宁静;减少了一次诽谤嫉妒,就增加了一份人际的空间与道德的高度;减少了一次应酬周旋,就增加了一份家人的亲情与生活的从容;减少了一次谄媚邀宠,就增加了一份人格的尊严与心灵的轻松。

心灵悄悄话

XIN LING QIAO QIAO HUA

人生的减法哲学,就是减去疲惫,减轻烦恼,减去心灵上的沉重负担。

你不能把香蕉皮骂进垃圾桶

我们知道,忧郁是众多负面情绪不断累积导致的结果。如果把忧郁者的心比作是一个垃圾桶,那么心里的众多负面情绪就像是垃圾桶里满满的各种垃圾,有的扔进去的时间比较久,已经开始发臭;有的虽然刚刚扔进去,但也很快就会发臭。如果不小心将有用的东西扔了进去,很快就会化身为垃圾,失去了原来的价值。

对忧郁的人来说,众多负面情绪已经完全占领了身心,积极的、正面的情绪抵挡不住负面情绪的侵蚀,很快就会被同化掉。但是,垃圾桶的容量是有限的,所以,需要及时清理,才能有足够的空间来装垃圾,也才能给人整洁的感觉。有的人缺乏修养,会随手将垃圾扔得到处都是,有的挂在垃圾桶边上,有的就躺在垃圾桶脚下,有的就在垃圾桶旁边。这个时候,再漂亮的垃圾桶也难以给人整洁的感觉。但是,对清洁工人来说,无论多郁闷,多生气一些人的不良举止,如果不动手将那些丢弃在旁边的垃圾捡进垃圾桶里,无论如何他也不能把香蕉皮骂进垃圾桶里去的。

大学阶梯教室里,一场演讲会即将开始。这次主讲人是一位成就斐然、扬名海内外的知名教授。两天前贴出的海报在校园里引起了强烈的反响,今天能容纳好几百人的阶梯教室座无虚席,连过道里都站满了人,同学们都想一睹知名教授的风采。

喧哗的人群顿时鸦雀无声,知名教授准时到达。正当他潇洒地准备迈上讲台时,突然好像踩到了什么东西,脚底下一滑,身子打了个趔趄,差点儿摔倒,教授赶紧扶着桌子才站稳脚跟,他扶扶眼镜走上前仔细端详。

同学们被这突如其来的一幕弄得不知所措,都伸长了脖子,睁大眼睛看着教授的一举一动。

教授弯腰看清楚脚下是一块香蕉皮后,顿时勃然大怒,并指着香蕉皮大声说道："你怎么可以待在这个地方呢？你应该是在垃圾桶里睡觉！怎么这么没有公德心，没有环保意识，要是有人踩到你摔伤了怎么办？你太不像话了！"

教授的愤怒一目了然，愤怒让他的眼镜在鼻梁上跳动着。尽管大家都屏气凝神地关注着事态的发展，但教授的滑稽形象还是让同学们忍不住发出了笑声。

教授并没有理会这些，他继续愤怒，对着香蕉皮继续发着火。

听众席上，有学生不耐烦了，大声说："算了吧！教授，别费力气了，你不能把香蕉皮骂进垃圾桶的！"

教授听了，停止了愤怒，突然转过头来，咧着嘴笑了，并且弯腰伸手把香蕉皮捡起来，放进了讲台旁的垃圾桶里，然后用纸巾擦了擦手说："刚才那位同学说什么？能再说说吗？"

教室里顿时静了下来，没人再说话。

教授说："我听见了，你不能把香蕉皮骂进垃圾桶的！这就是我今天晚上演讲的题目！"

"记住，垃圾不会被骂进垃圾桶，你得行动！从现在开始捡拾可能让你摔跟头的垃圾！"这次演讲，教授用这句话作为结语，然后，在一片掌声中潇洒地走下了讲台。

由此我们想到，很多时候，说得再多不如动手去做，也许你说了十次还不如做一次更有效果。

对忧郁的人来说，他们急需要做的事是改变，是改变自己的心态和行为方式，让这种改变带领自己走出忧郁。当然，发泄也是必要的，但最好能有一些实际行动，而不仅仅是不停地抱怨，不停地怨天尤人。

似乎忧郁的人们更容易，或者说他们更顺理成章地接受自怨自艾，接受自怜自悯，接受无休止的抱怨，接受自己是最不幸的一个，接受来自自己的消极暗示，接受所有的阴暗，唯独不接受阳光和雨露，不接受别人的忠言，不接受客观事实，不接受机会的垂青，不接受实际的改变。这也是一些人一旦陷入忧郁就难以自拔的原因。

抱怨是无济于事的，这已经成为人们的普遍认识。就像你不能把香蕉皮骂进垃圾桶一样，再多的抱怨也不能真正将忧郁排解出你的内心。相反，总是抱怨,沉迷于喋喋不休的抱怨,还会给自己的人际关系、正常的工作生活带来更多的负面影响,这些负面影响很可能再次转化成压力,不但无助于排解心情,反而会让你的脚步愈加沉重。

祥林嫂的遭遇是让人同情的,也是值得同情的,但她的行为却让人厌烦,迫使人们躲着走。如果你想走出忧郁,就不要做祥林嫂,最好拿出实际行动来做出真正的改变,才能从不同的角度感受到阳光照进你心里的阴暗角落。

心灵悄悄话
XIN LING QIAO QIAO HUA

似乎忧郁的人们更容易,或者说他们更顺理成章地接受自怨自艾,接受自怜自悯,接受无休止的抱怨,接受自己是最不幸的一个,接受来自自己的消极暗示,接受所有的阴暗,唯独不接受阳光和雨露,不接受别人的忠言,不接受客观事实,不接受机会的垂青,不接受实际的改变。这也是一些人一旦陷入忧郁就难以自拔的原因。

用简单的哲学来思考快乐

生活其实很简单，是人们人为将它变复杂的。当许多身外之物变成人们的执着追求时，人们已经给自己、给生活增加了太多的附加物。很多时候，人们已经不再关注生活本身，而是将更多的目光投向了生活之外的东西。这些东西具有无比强大的诱惑力，但要得到这些东西则要付出很大的代价才行。

如果把生活比作一碗清汤面条，那么是人们根据自己的喜好将清汤面变成了牛肉面、打卤面、干拌面、炒面等……添加不同的作料，面条会具备不同的风味，能够满足不同人的喜好。但是，当人们过于注重作料的时候，就已经忘了它原本只是一碗普通的、能够解决饥饿的面条。现代人的忙碌，也正缘于此。

其实，生活就是一碗面条。人们舍本逐末，去追求那些不同风味的作料，把简单的生活人为复杂化了。

青蛙看见蜈蚣行走，非常好奇为什么这么多脚的动物走起路来那么轻松，它是怎么安排它的脚运动的呢？于是它问蜈蚣："你看我有四条腿，有前后的分工，每次都是一蹦一蹦地前进。你们蜈蚣号称百足之虫，有这么多只脚。我很想知道，你走路的时候，最先迈的是哪只脚？"为了解答青蛙的疑惑，蜈蚣开始关注起自己到底怎样走路，它认认真真地想了几分钟，还是没有拿定主意，到底该迈哪只脚。于是蜈蚣停顿在那儿，不会走路了。当然它不是因为真正的残疾，而是因为它忘了行走的理论，可在此之前，它的行走是那么流畅。

蜈蚣说："你不能再问我这个问题了，而且以后你也不要再问任何蜈蚣这个问题。我不知道先迈哪只脚。我要一思考，我所有脚都不会动，我都不知道该怎么走路了。"

长很多脚,走路很轻快,这就是蜈蚣原本简单快乐的生活,却被青蛙多余的一句话给破坏了。把不是问题的问题变成了问题,把原本很简单的事情给弄复杂了,反而让人觉得不适应和无所适从。

但是,很多人就愿意做这样的事情,他们给自己弄很多可有可无的事情,以为这样在别人看来自己是个成功人士;他们到处虚张声势,为的是感受别人崇拜的目光;他们把自己变得很忙碌,这样自己的内心才能感觉到踏实……事实上,当一个人用很多可有可无的,甚至是虚假的东西来支撑起自己内心世界的时候,他的生活就注定了是烦恼多于快乐的,甚至毫无快乐可言。

我们身边就有很多这样的人,他们总是想显得自己与众不同,于是把原本简单、自然的事情,人为画蛇添足,变得十分别扭。

有人曾经问著名画家张大千:"您这一大把胡子晚上可怎么睡觉呀,胡子是放在被子外面还是放在被子里面呢?"张大千听了此话后一时不知该怎么回答,因为他从未注意过这个问题,后来对这个人说:"我还是明天再告诉你吧,我从来没有注意过,今晚睡觉时注意一下。"

那天晚上,张大千在睡觉时,先将胡子搁在被子外面,觉得不妥,后又将胡子收回到被子里面,也觉得很不舒服,于是再把胡子拽了出来。折腾了半夜,也不知怎么放是好,搞得一夜都没睡好觉。本来自然而然的事情,现在忽然变得非常复杂,甚至成了一件令人头疼的事。

其实,很多人的生活都很别扭,但他们还在忍痛坚持。古希腊伟大的哲学家第欧根尼曾经说过:"所有的人都应当自然地生活。所谓自然的就是正常的而不可能是罪恶的或可耻的。"

抛开那些造作虚伪的习俗,摆脱那些繁文缛节和奢侈享受,只有这样,你才能过自由的生活。富有的人认为他占有宽敞的房子、华贵的衣服,还有马匹、仆人和银行存款,这些是他快乐的源泉,其实并非如此。他依赖它们,他得为这些东西操心,把一生的大部分精力都耗费在这上面,它们支配着他,他是它们的奴隶。为了攫取这些虚假浮华的东西,他出卖了自己的独立性——这唯一真实长久的东西。"这一席话一语中的地道出了"简单更容易快乐"的道理。

对现代社会很多的穷忙族来说，这样的话应该醍醐灌顶，我们生活中的很多忙碌真的该“精简”了。恰当的“忙碌”能丰富人们的生活，让人处于健康的积极状态，但是过度的、无意义的、心不甘情不愿的忙碌则会让人们的生活陷入紧张、忧虑、为忙碌而忙碌的怪圈之中。这些忙碌中真正能让人们开心的事所占的比例非常非常小。拿女人来说，女人特有的“怕跟不上潮流，被时代OUT出局”的悲观心理让她们的生活多了许多担忧和失落，反而影响到了她们原本快乐的生活。

近年来，“简单生活”逐渐成为人们的一种新追求，其实也是内心最真实的呼唤。

简单生活并不意味着清苦与贫困。它是人们深思熟虑后选择的生活，是一种表现真实自我的生活，是一种丰富、健康、平凡、和谐、悠闲的生活；是一种让自然沐浴身心、在静与动之间寻求平衡的生活；是一种无私、无畏、超凡脱俗的崇高生活。

简单生活的主要特征是悠闲。在现实生活中，我们被太多的物欲驱使着——大房子、好汽车、尽可能多的金钱、出人头地的子女……随波逐流使得我们精疲力竭，太多的追求使得我们失去心灵的自由。只是，我们真的需要这些，还是逞强好胜？

简单不是简陋，也不是单调，它是一种类似于孔子当年在与弟子们漫谈人生理想时，非常渴望的“莫春者，春服既成，冠者五六人，童子六七人，浴乎沂，风乎舞雩，咏而归”的生活方式。

有位作家曾这样感叹说：“生活大概只有走过的人才知道，所有崇高、伟大、复杂、多变，落定之后无他，好好过日子而已。在有限的生命里，我们疲于奔命地去吃、穿、玩和享受，也许是该从复杂退回简单的时候了！”

是的，是时候了。回归简单生活，就像人们栽树、种花，精心培养，施肥浇水，为的是让树苗壮成长，让花枝繁叶茂。但是等树和花长到一定程度的时候，就需要给它们修枝剪叶，这样它们才能生长得更好。人的生活也是一样，剔除那些附着在生活本身的枝枝叶叶，还原生活的本真，人们才能真切地体会到生活的意义，这样的人生才是纯粹的。可以试着从这几个方面去做：

1. 顺其自然。

2. 率性而为。

3. 保证有时间做自己想做的事。

4. 抛弃烦琐的讲究。

5. 对频繁的、没有必要的交际说“不”。

6. 对自身、对环境保持真实的生活。

心灵悄悄话

XIN LING QIAO QIAO HUA

近年来,“简单生活”逐渐成为人们的一种新追求,其实也是内心最真实的呼唤。简单生活并不意味着清苦与贫困。它是人们深思熟虑后选择的生活,是一种表现真实自我的生活,是一种丰富、健康、平凡、和谐、悠闲的生活;是一种让自然沐浴身心、在静与动之间寻求平衡的生活;是一种无私、无畏、超凡脱俗的崇高生活。

腾出感受自己心灵的时间

当我们在前行的路上过于匆忙的时候，我们应该有意识地放慢脚步。这一方面是为了歇口气，更好地进行后面的旅程；另一方面则是反省一下自己，看看有什么遗漏的地方，有哪些不足，哪些地方还可以做得更好。

歇口气是重要的，反省自己更是十分必要的。反省自己，就像是航行在茫茫大海上的船在不断地校正自己的航向一样。因为，我们每个人都有许许多多的弱点，有些弱点是很明显的，我们很容易注意到，所以就会有意识地避免、改正。而有的弱点则是很有隐蔽性的，不易察觉，比如生活漫无目标、不是很自信、有些自怨自艾、饮食不知节制等，这些弱点看似无关紧要，但是长此以往，不及时反省改正，积累会让它们变成洪水猛兽，至少也会是溃堤的蚁穴。

对人生这艘大船来说，如果不懂得及时反省，就很可能在某个环节上出现问题，而导致抛锚的危险。而反省，就是及时查漏补缺的一个好办法。

荀子说："君子博学而日三省乎己，则知明而无过矣。"这是强调通过广泛的学习并随时检视自己的言行，达到一种智慧洞明、言行无咎的完美道德境界。

其实，反省虽是心灵镜鉴的拂拭，是精神的洗濯，却又绝非仅仅限于道德范畴。它应涵盖我们整个生命的全部内容。从内的欲求到外的言行，无不在反省的范围之中。

反省，就是检查自己的思想和行为，并做出评价，从而改正过失。孟子曾说过："仁者如射；射者正己而后发；发而不中；不怨胜己者，反求诸己而已矣。"仁者立身处也像射箭一样，射不中，不怪比自己技术好的，只会从自身找原因。

很多人不愿反省，不肯反省，就是因为他们不能坦然地面对过去，面对失败。犯了错，只想到遮掩，却从来不敢面对。这样的做法只会让他的内心越来越弱小。人的意识常是对外的，总是把意识投向自己以外的人和物身上，而很少会反身自问，我们总是很容易批评别人，总在品评他人，却常常遗忘了自己。

英国有个年轻人向心理医生诉苦，说他的母亲经常唠唠叨叨，非常啰嗦，令人感到十分厌烦。心理医生发现他的母亲的确十分啰嗦，但是同时发现她本来不是这样的。她之所以变得啰嗦，是因为儿子从来不在她只吩咐一两次的时候，就把事情做成，总要她三番五次地提醒，久而久之，便显得啰嗦了。

法国文艺复兴时期的作家拉伯雷说过："人生在世，各自的脖上扛着一个褡子：前面装的是别人的过错和丑事，因为经常摆在自己眼前，所以看得清清楚楚；背后装的是自己的过错和丑事，所以自己从来看不见，也不理会。"

心理学上有一个归因理论，就是指人普遍有防卫归因的情况，个人常把成功归诸自身内在的特质，而把失败归之于外在的客观环境。与别人发生冲突时，倾向将过错归咎他人，以保护个人的自我尊严。结果不但失去了自知之明，而且在这样的推诿中渐渐迷失了自我的本性。

一天凌晨，王先生接到了儿子王克的电话："爸爸你杀了我吧，我受不了了。"王先生不明就里，只好强作镇静安慰儿子。原来，儿子又失恋了。

王克长得眉目清秀，1.70 米的个头，戴一副窄边眼镜，话语轻柔，思维跳跃。初中时他喜欢上一个女孩，向对方表白后，被拒绝。"她嫌我矮，令我自卑。"到了高中，王克向他喜欢的每一个女孩表白，屡受打击，因此情绪低落，成绩随之下降。好不容易上了大学，结果还是无法获得喜欢的女孩子的芳心，每每以失败告终，王克觉得自己快要崩溃了。

王克觉得，自己一次次失败，就是因为自己个头太矮，家庭条件不好，而且不太像个男人。进而开始怨恨父母没有给自己一副好长相，没有给自己一个富足的家庭。他越来越坚定自己的这个想法，开始和父母疏远，在学校自暴自弃。

王先生很担心儿子的状况，于是强行带儿子去看心理医生。医生指出了他的问题所在：心理承受能力太差，不能承受任何的挫折，而且总是找客观原因，逃避自己的责任。

通过一段时间的治疗,王克在不断反省。他看到了很多不如自己的同学,而且他开始认识到女孩子拒绝自己,并不完全是因为长相和家庭条件。而且父母对自己的教育总是鼓励为主,这就使得自己对出现的问题和失败没有准备和足够的承受能力。从第一次恋爱受挫起,就一蹶不振,陷入了恶性循环。于是,他开始有意识地加强心理锻炼,开始尝试着改变自己的心态。后来,王克虽然还没有交到女朋友,但是整个人阳光了很多,也自信了很多。

孔子说:"观过而知仁。"意思就是在日常生活中看见人家犯错或者发现自己有过失,便做出深刻的反省,提醒自己不犯同样的错误,有这种学习能力才能成就真正的学问。

要做到自我反省,首先要道德自知、明辨是非,就是知道什么事情应该做,什么事情不应该做;其次,凡事先从自己身上找原因,即使不是自己的错,对自己来说也是一个很好的提高机会;最后,培养每天总结的习惯,回顾一天,进行总结,提出问题,给出改进的方法。

宋代理学家朱熹说:"日省其身,有则改之,无则加勉。"这正是我们最应该做到的。

心灵悄悄话

XIN LING QIAO QIAO HUA

要做到自我反省,首先要道德自知、明辨是非,就是知道什么事情应该做,什么事情不应该做;其次,凡事先从自己身上找原因,即使不是自己的错,对自己来说也是一个很好的提高机会;最后,培养每天总结的习惯,回顾一天,进行总结,提出问题,给出改进的方法。

第九篇　用快乐的心态对待人生

快乐是一种心态。我们不能改变世界，唯一能够改变的就是自己。尽管生命无常，生活起伏，人生不如意十之八九，可与人语无二三，但是有很多东西是完全可以把握的，那就是我们工作和生活的态度。一个人拥有好的心态，即便目前的工作环境不是理想的目标，也能够心满意足、心安理得、心平气和，而这种积极的心态，就会带来好的工作态度，产生好的工作效果，并逐渐引导我们走向成功的道路。如果对工作心不在焉，或者心烦意乱，这种消极的心态就会影响工作效果。

烦恼本无根，快乐随身行

“野草不种年年有，烦恼无根日日生”，生活就是这样吧！有多少人感慨自己的生活如此坎坷，而别人却活得逍遥自在。恨不能希望自己是一个独立的个体，没有朋友，没有亲人，没有一切，独自一个人安安静静地生活在小岛上，不与任何人发生任何故事，也不用因为生活的复杂而失落。在一个人的世界，做自己想做的事……而事实上，这还叫生活吗？若真是这样，难道你就能保证没有烦恼了吗？

《士兵突击》中老马对许三多说过：“在这里，你得给自己找个想头儿，不然早晚会闷出病来的。”老马一句普通又普通的话，道出了人生的真理。或许你没有李梦的才华，也写不出书来，更没有许木木的那种想法——修路，那么，你要为自己找个什么想头儿呢？为自己修条路吧，把心通向光明，通向快乐的大路，同时，也让快乐随身行。你在哪里，快乐就在哪里，光明就在哪里……当你一心修自己的“路”时，你就会忘记烦恼，一“路”上的每一块石子都将成为你人生快乐的珍珠，快乐就会一直伴随在你的左右。

那么，我们在为什么烦恼呢？无非是在人际交往、工作、生活中可能发生的小错误，如将你的姓名搞错，或者在谈话所表述的内容上，把“河南省”说成是“河北省”“3 元钱 1 公斤”说成是“3 元钱 1 斤”“托尔斯泰”说成了“泰戈尔”等，诸如此类鸡毛蒜皮、无关大局的小错误。正是这些小之又小的小事整日左右着我们的情绪，使我们闷闷不乐，更无法集中精神全力以赴投入到生活和工作当中，而事实上，这些小毛病大可不必去当面纠正，假装没有发现好了。

美国第 32 任总统富兰克林 · D · 罗斯福与夫人刚刚结婚的时候，罗斯福夫人每天都在担心，因为她的新厨子做的饭菜实在很差，所以，怕厨子做出来的饭菜不合罗斯福的胃口，担心此事会影响夫妻感情，担心自己的表现不如意。整日的忧心忡忡，让她的生活少了很多的活力，连她自己都觉得快要成为一个抑郁病人。而后来她说：“如果事情发生在现在，我就会耸耸肩，把这事给忘了，它实在不是件值得放在心上的小事。”事实就是这样，“耸耸肩”就是一个好做法。

罗斯福夫人还对她的厨子说过这么一个故事——

在科罗拉多州的一个山坡上，躺着一棵参天大树的残躯。这棵树刚刚发芽的时候，哥伦布才刚刚在美洲登陆。第一批移民到美国来的时候，它才长到了倒下时的一半大。几百年来，它曾经被闪电击中过14次，被狂风暴雨侵袭过无数次，它都安然无恙。但是在最后，一小队小甲虫攻击了这棵大树，那些小甲虫从根部往里咬，持续不断地往里咬，渐渐伤了大树的元气，终于使大树倒了下去。

是的，我们的生命也是这样，也是可以经历雷电的打击，却经不住一种叫作忧虑的小甲虫的咬噬。

罗斯福夫人所言不差，而我们更要说，在多数的时间里，我们要想克服被一些小事所引起的困扰，只要把目光转移一下，躲开那些所谓的烦恼，快乐自然随身来。抛开这些无根的烦恼，换回一个新的、开心的看法，如此一来，热水炉的响声，也可以被我们听成美妙的音乐。然而，很多人却无法丢开这无根的烦恼，让自己快乐地生活。那么，人们究竟为什么非要纠缠这些鸡毛蒜皮的小事，而让自己如此烦恼和焦虑呢？

一是完美主义倾向。

过度追求完美的人，往往要求自己所做的每一件事、说的每一句话都要十全十美，其实未必是每件事、每句话都是有用的。从另一个角度而言即有很强的占有欲、控制欲，于临床上常称这些人具有强迫倾向，也是一种不健康的心态。

二是自卑倾向。

有些人特别害怕社交场合，因为担心自己做不好，担心自己会让别人尴尬。这和一个人过分在意个人的容貌、口才、表现、自我成就力、给别人留下的印象等有关，不过主要都是集中在与他人交往过程中的互动关系上，害怕别人不喜欢自己，会对自己做一些消极的评价。

三是过度关心自己，进而产生忧虑和烦恼。

这种情形跟完美主义倾向有共通之处，那就是非常在意自己身体的完全健康与舒适感。当一个人发现自己有任何的身体不适症状时，便会非常紧张，并马上采取各种医疗行为。

其实，归根到底，人之所以会焦虑会担心会害怕，是因为在潜意识中我们都渴望过一种自由自在、无忧无虑的生活，我们在面对可能发生的消极的事件或克服此事件产生的后果时缺乏信心，潜在的不自信使我们的思想、行为、情绪造成一种紊乱。

卡耐基主张面对焦虑及担心的基本原则有三：一、弄清事实；二、分析事实；三、做成决定。因此，要减少焦虑与害怕，首先就要清楚知道事实。我焦虑什么？为什么会焦虑？要对这些做直截了当的探索，越具体越好，最好拿出纸笔来，清楚地写下来，问题才会明朗，仅用头脑想是不够的。

接下来就要对焦虑表现出理解的态度。比如告诉自己，纵然我所怕的事情真的发生了，或是最坏的结果发生了。是否真的是那么可怕？他人是不是也经过类似的遭遇？他们是不是就完蛋了？如果真的发生了，我后来就无法活下去了吗？只有面对可能发生的最坏后果，我们才能从容地面对现在。正如一句谚语所说："人死不过如此，就算砍头也不过碗大的疤，20 年后又是一条好汉。"连死都不怕了，还焦虑什么呢？星云大师也曾说过这么一句话："看得破的人，处处都是生机。看不破的人，处处都是困境。"这才是一个真正聪明的人做人的智慧。

心灵悄悄话

XIN LING QIAO QIAO HUA

快乐是一种心态。我们不能改变世界，唯一能够改变的就是自己。尽管生命无常，生活起伏，人生不如意十之八九，可与人语无二三，但是有很多东西是完全可以把握的，那就是我们工作和生活的态度。一个人拥有好的心态，即便目前的工作环境不是理想的目标，也能够心满意足、心安理得、心平气和，而这种积极的心态，就会带来好的工作态度，产生好的工作效果，并逐渐引导我们走向成功的道路。

不要一错再错

不同的人面对错误有着不同的表现:有的人犯错了,及时查找犯错的原因,及时改正,不让错误的影响蔓延;有的人犯错了,却会不断地找各种借口、理由来为自己开脱,试图推卸责任,这样做的后果很明显,由于没有弄清楚到底是因为什么原因犯的错,同样的错误重犯就不可避免,甚至还会导致更大的错误;有的人犯错了,既不是找借口推脱责任,也不是第一时间查找犯错的原因,而是采取办法来试图弥补错误,动机是好的,但是容易用错误的办法来弥补错误,变成了错上加错。

例如赌博。本身参与赌博就会给身心带来伤害,所谓"十赌九输",再加上赌博的刺激、输钱的懊悔、偶尔赢钱的亢奋,这些极端情绪都是不利于身体健康的。更加糟糕的是,赌博的人一旦输了钱,就想翻本儿,哪怕是借债、借高利贷,也要翻本儿。他们告诉自己:只要把本儿捞回来了就洗手不赌了,但最后往往输得更多,深陷其中难以自拔。这就是用错误来试图弥补错误。

犯错并不可怕,可怕的是执迷不悟、一错再错。很多时候,错误之所以没有及时停止,就是因为人们自认为是在弥补错误,在消除错误的影响。殊不知,他采取的弥补错误的方法本身就是错误的,这就使得错误像滚雪球一样,虽然滚得很慢,每次粘上去的雪也不是很多,但是只要继续滚下去,它就会越变越大。

小孟的女友小杜是一名心理医生,很有口碑,两个人恋爱好几年了,但都为了事业将婚事一拖再拖。在父母和朋友的催促和劝说下,他们决定近期把婚事办了。但是,两个人的关系却出了问题。

小杜感到小孟总躲着自己,而且有意冷落。心高气傲的她不愿就此刨根问底。而且她接收的一位病人的治疗也进入了关键时期,她不敢有丝毫的分心。于是，这事就算暂时搁置了下来。

不久，小杜的病人基本痊愈，小杜也争取到了出国深造的机会。自己的愿望就要实现了，可就在她信心满满地准备出国时，男朋友小孟明确向她求婚，这让一直期待出国深造的小杜犹豫了，经过再三考虑，她放弃了出国的机会，决定和小孟结婚。

小杜告诉男友自己同意结婚，对今后的生活也做了理性的打算。可小孟的状态却明显不对。最后，小孟说不能跟她结婚了，小杜闻听此言悲痛欲绝。就在这时，小杜的那位已经痊愈的病人送来鲜花，感谢她的治疗。并告诉她，当和自己一夜情的男人得知自己怀孕后，决定对她负责，和她结婚。小杜被触动了心思，朋友们都劝她再找男友谈谈，争取争取。小杜不知道的是，那个和她的病人一夜情的男人正是自己将要结婚又分手的男友小孟。

此时的小孟也很犹豫，小杜在分手时的冷静理智令他不知所措，甚至认为小杜从来就没有爱过自己。而且他内心很矛盾，一方面他的确有了外遇，另一方面他心里还爱着小杜。小杜的朋友私下里找到小孟，告诫小孟，不要为了弥补上一个错误，继续做错误的决定，那样只能导致连串的错误不可收拾。

小杜的病人结婚后面临难产，小杜赶到产房鼓励她，却与小孟不期而遇。小孟感觉无地自容，却又无法挽回。小杜此时才知道小孟不和自己结婚的原因，心力交瘁的她终于垮了。小孟看着曾经的恋人，赎罪的心让他总想照顾小杜，结果被妻子知道了，大闹了一通，刚刚结婚关系就已经出现了裂痕。双重的煎熬让小孟备感压抑，最后患上了忧郁症。

可能类似的事情在我们身边也会看到，而且往往最后的结局是两败俱伤。之所以导致这样的结局，就是因为当事人没有及时刹车，让错误止步，而总是抱着弥补的心理来试图挽回自己犯下的错误，结果把错误越滚越大，直到最后不可收拾。

就像上面的故事一样：小孟一夜情本身就犯了错误；而他在向自己的女友求婚后又食言，又犯了错误；他和一夜情对象结婚，又是一个错误；结婚后，试图弥补自己的愧疚照顾前女友，又是一个错误……这一连串错误的出现并不是偶然的，后一个错误都是为了试图弥补前一个错误才出现的，结果就导致了错误的连环局。最后的结果是，伤害了女友，伤害了妻子，也伤害了自己。

事实上,这样的错误是可以避免的,只要中间的任何一个环节断了,这个错误的连环局都不会形成。但是,人们往往会在这样的局面下采取拆东墙补西墙的办法,最后导致到处都是窟窿,该补的没补上,不该补的却被挖出了窟窿。

归根到底,这样的事情是由于错误的心态导致的。犯错的人与其说是弥补错误,还不如说是掩盖错误更合适。这就导致他们为了圆一个谎而说更大的谎,为了弥补小错而犯大错。其实,只要抱着正确的心态,勇敢地面对自己的错误,就能把错误的影响控制在最小的范围内,不致给自己带来大的无法解决的烦恼。要想做到不用错误弥补错误,首先,一旦发现犯错就要及时停止,不让错误有繁衍、蔓延的机会,一开始就要从源头上控制住错误。

其次,不要试图掩盖错误,而要坦然地面对,这样才能分析错误,避免错误,否则将会为此付出更大的代价。

第三,不要一意孤行、坚持己见,身处错误之中,是很难做到客观分析问题的。

第四,无论犯错与否,犯多大的错,都要有一个好的心态,这才能保证自己能够面对问题,解决问题,消除影响,继续生活。

心灵悄悄话

XIN LING QIAO QIAO HUA

只要抱着正确的心态,勇敢地面对自己的错误,就能把错误的影响控制在最小的范围内,不致给自己带来大的无法解决的烦恼。

悦纳自己

人们总是很善于寻找自己外表上不如人的地方，比如个头不高、长相不佳、身材不修长等，而且对此要求很严格。一旦找出来了，就会为此难过、抱怨、自卑。这些所谓的不如人的地方都属于先天形成的，而不是后天能够培养出来的。所以，再为此伤心也都是白费力气。

相反，对于自己性格方面的弱点，人们总是能够容忍、接纳，甚至毫不在意，即使这些弱点给自己的发展和提升造成了不利影响，也很少会想到改变。而事实上，性格都是后天培养的，是由习惯导致的，所以，改变也是可能的。

当一些人陷入这样的思维怪圈的时候，那就意味着他们无法从自己的努力和收获中感知快乐。因为，让他们烦恼的事情一生都不可能再发生变化，所以也就注定了他们一生大部分时间都是被烦恼、自卑和抱怨占据的。这样的人生是悲哀的！

很早以前，在印度有个叫阿里·哈弗德的富裕农民，为了寻找埋藏宝石的土地，变卖了家产，出外旅行，终因贫困而死。不久，有人从他卖出的土地里发现了世界上最珍贵的宝石。

接受自己，悦纳自己，实际上就是让我们相信自己身上也具有“埋藏宝石的土地”。

心理学家指出，在人们的心理生活中，自尊或自卑的自我评价意识有很大作用。自尊的人经常会把自己看作是有价值的、令人喜欢的、优越的、能干的人。如果一个人看不到自己的价值，只看到自己的不足，觉得什么都不如别人，处处低人一等，就会丧失信心，产生厌恶自己的自卑感，这样的人就会缺乏朝气，缺乏积极性。

所以，尽管爱美之心人皆有之，但是，对美的追求应该是建立在对自己接纳和喜欢的基础之上的。我们看到过很多女孩子不惜花钱整容，且不说手术失败留给自己的伤害，就是手术成功了，看着镜子中那个虽然漂亮，却不再是“自己”的人，内心的感受恐怕也不是外表的美能够替代的。所以，与其这样，还不如学着悦纳自己，接受并喜欢这个世界上独一无二的自己。

所谓的悦纳自己，即真正了解、正确评价、乐于接受并喜欢自己。承认人是有个体差异的，允许自己在某些方面不如别人。

美国心理学家马斯洛对健康的快乐人是这样定义的：“他们较少焦虑与仇视，较少需要别人的赞美与感情，他们具有真正的心理自由，他们超然于物外，泰然自若地保持平衡，他们对个人不幸也不像一般人那样反应强烈，他们具有集中注意的能力和不在乎外在环境的能力，表现出熟睡的本能和不受干扰的食欲，面对难题而谈笑风生。”简单地说就是：不以物喜，不以己悲，不怨天尤人，从容、坦然地面对一切。

自己对自己是喜欢还是讨厌，是衡量心理健康的又一条标准。心理健康不仅要求自己能如实了解自己，而且还要对自己愉快地接纳。悦纳自己不是说要宽容或欣赏自己的缺点和错误，而是说自己虽然有这样或那样的不足，但仍然喜欢自己、不憎恨自己、不欺骗自己，并设法使自己发展得更好。

事实上，一个人想要掩盖自己的不足是徒劳的。与其为此耗费精力，还不如发挥长处，改变不足。而只有悦纳自己，你才能看到自己的长处，也才能发现自己的不足。

悦纳自己，首先要坚持自己的特点，不为了别人的标准，或者所谓美的标准，而改变自己去迎合对方。

索菲亚·罗兰在电影界是一个响当当的名字，多数人都知道她曾荣获过奥斯卡最佳女演员奖，而她在16岁第一次拍电影时，遇到的麻烦却鲜有人知。

索菲亚·罗兰在第一次试镜头的时候，所有的摄影师都说她够不上美人的标准，都抱怨她的鼻子和臀部。没办法，导演卡洛只好把她叫到办公室，建议她把臀部减去一点儿，把鼻子缩短一点儿，假如她不整形，将是一个没有前程的演员。一般情况下，演员都对导演言听计从。可是，索菲亚·罗兰却没有听导演的，她相信自己，对自己有信心，认为这就是她自己的特色。

她回答道："我当然知道我的外形比起那些相貌出众、五官端正的女演员不算出色，甚至可以说有些弊病，但我觉得这些弊病组合在一起反而会让我更具魅力。我喜欢我的鼻子和脸本来的样子，虽说它们的确有些与众不同，但是，我为什么要追求与别人一样呢？至于我的臀部，的确有点大，但那也是我的一部分。我要保持我的本质，我不想因为别人的见地而转变自己。"

凭借这种无比强烈的自信和悦己精神，索菲亚·罗兰打动了导演，进而打动了全世界的影迷，经过努力终于成了享誉世界的电影明星。

悦纳自己，就是要学会进行自我心理调适，以保持心理健康，从而真正了解、正确评价、乐于接受并喜欢自己。

悦纳自己，就是当自己在工作暂不顺心、效果不佳时，也能坦然地接受。不欺骗自己，更不鄙视自己。

悦纳自己，就是在遇到挫折时、经历失败后安慰自己、鼓励自己，跌倒了重新站起来，永远不会自暴自弃。

悦纳自己，就是尽量改善、改变不利于自己心理健康的客观环境，保持乐观心态。树立自信，建立心理优势，然后努力做好自己该做的事情，欣然地接受他人，友善地对待他人。面对人际关系、学习的压力、工作的不顺、家庭的琐事引起的紧张和疲劳，自己要学会微笑对待，相信一切会重新好起来，保持乐观心态。

一个人对自己应有客观分析，只有自己最了解自己，不要让缺点和弱点掩盖了自己的优点和长处。抹杀了自己的优势，聪明才智和潜在能力就无从发挥。人只有爱自己，这个世界才会爱你。做人，很多时候比的是心态。即使我们一无所有，我们还有我们自己，因为自己是无价的。你把自己看作无价，这个世界才把你看作无价，这就是人高贵的一面。

悦纳自己，也要讨好自己。讨好自己是心理调节的一剂良药，它会让人在枯燥乏味的工作和生活中变得快乐、充实与自信。我们每个人都不是生活在真空里，事业上的挫折、人际关系的困扰、生活上的琐事、健康上的烦恼……多少都会摊上一两件，这些来自外界的影响和压力对我们来说都是不小的打击。如果我们不学会讨好自己，无法培养出一个开朗、自信、乐观的心境去面对现实的话，不知道什么时候就会被这些影响和压力打垮了。

心理学博士凯伦·撒尔玛索恩女士说："我们的生活有太多不确定的因素，你随时可能会被突如其来的变化扰乱心情。与其随波逐流，不如有意识地培养一些让你快乐的习惯，随时帮助自己调整心情。"讨好自己，说白了就是让自己快乐起来。

悦纳自己的人心理上是健康的，而健康的心理会带给人平衡、平和、平静的心态，这样的心态则是快乐人生的基础。

心灵悄悄话

XIN LING QIAO QIAO HUA

悦纳自己，也要讨好自己。讨好自己是心理调节的一剂良药，它会让人在枯燥乏味的工作和生活中变得快乐、充实与自信。我们每个人都不是生活在真空里，事业上的挫折、人际关系的困扰、生活上的琐事、健康上的烦恼……多少都会摊上一两件，这些来自外界的影响和压力对我们来说都是不小的打击。如果我们不学会讨好自己，无法培养出一个开朗、自信、乐观的心境去面对现实的话，不知道什么时候就会被这些影响和压力打垮了。

与抑郁共舞，让快乐相伴

生活中经常听到有人在说“郁闷”“烦躁”“别理我，烦着呢”等语言，成为与“爽”“酷”等流行语齐名的口头禅。实际上这些词都是抑郁情绪的代名词。当前社会几乎每个人都在超负荷运转，很容易产生不同程度的抑郁情绪……

2009 年 10 月 31 日，著名歌手陈琳选择用跳楼的方式结束了自己的生命。据知情人透露，陈琳之所以选择跳楼轻生，很可能是其长期患有抑郁症，后来受到刺激症状加重所致。

深深惋惜之余，再一次在世人面前敲响警钟，抑郁症，在西方被称为“蓝色隐忧”，人类健康的第二大杀手，不容忽视。

如果你总是开心不起来、对什么都提不起兴趣、不想出门、不想说话、连平常最喜欢的事都懒得做，还时有心慌、胸闷、头痛和背痛，睡不着觉，吃不下饭，整日感到很疲乏，脑子迟钝，常忘事……这些都可能是内动力不足，是抑郁的核心症状，需要及时调整自己的心态，而再严重就需要就医诊断了。

在快乐的人生中，人其实是可以有一点忧郁的。比如林黛玉，为一朵花的凋残而伤情，夜晚凭栏空对着月亮而怅然若失，或者突然想起远方的家人……这时候，忧郁是淡淡的，在忧郁中若有所思，此情可待成追忆……然后又慢慢地回到现实中，这该是人生的一种享受。

可是，如果人太忧郁，剪不断，理还乱，乱麻似的忧郁，悲观式的忧郁，那就另当别论了。

一个阳光灿烂的中午，赵小雨接到了好朋友李玉的妈妈打来的电话。她哭着说李玉昨夜喝药自杀了。

赵小雨呆住了，好长时间没有反应过来。怎么会呢？她怎么会自杀呢？

她打了几个电话，当然是打给那些与她不错，与李玉也不错的朋友们。那些朋友也是与赵小雨一样难以相信这个事实。因为在大家看来，李玉是没有理由走上这条路的。

李玉不到40岁，她拥有了她该拥有的一切。她是某杂志的记者，而且为人性格开朗，善交际，虽离异却过着单身贵族的快乐生活，开心幽默，朋友间聚会时数她的笑声最大，很多朋友说她是一颗开心果。就这么一个开心果，居然会……真是不可思议。

可是她同事说她这两年患了抑郁症。最近常陪她去医生那儿诊治，像这样开朗、快乐的人竟会得抑郁症，而且抑郁到绝望自杀的地步！

李玉为什么如此的抑郁呢？是工作原因还是爱情原因？还是其他？

她离异多年只周旋于男友间，而未碰到情投意合的男人；

父母都不喜爱她频频与友人聚会；

她很早就炒股票，这两年股市一直低迷……也许……

其实，悲剧全在于她表面快乐，其实内心很痛苦。而最主要的是她有什么事总是放在心里，不愿告诉别人。在她决定与这个世界决绝时，她也一定很犹豫，一定想了很多很多。可是她还是义无反顾地离开了这个世界！

如果那时能有一个朋友与她好好地谈一谈心，哪怕一个夜晚，她即使有一千条死的理由，也许她还是不会放弃生命。

其实，忧郁症并不可怕，可怕的是你消极地对待它。只要你不断调整环境，保持内心的和谐，忧郁症是可以治疗的。人是群体动物，像《鲁滨孙飘流记》那样的生活是非常难的，人需要他人，需要群居，需要一个适合自己生存并快乐的宏观与微观环境。家庭、单位、同事、亲友、恋人等状况与感觉最直接影响内心世界，而且稍不如意，就会影响情绪，长久了就会导致忧郁。

作为一个新时代的新新人类，一定要想开些，把所有烦心的事，不如意的事，甚至沉重的打击都暂时置诸脑后，顺其自然，应该忘记的就忘记，应该远离的就远离。

老子说："福兮祸之所倚，祸兮福之所伏。"对于一个人来说，平衡心态，稳定情绪，让快乐与开心占据你的心是最重要的。而且能够保持内心的平静，是一个人很有个性的表现。

春去春来，花开花落，而生命只有一次，所以不管冷也好，暖也好，活着就好。珍爱自己的生命，好好地活着，远离忧郁，做一个开心而快乐的人，这才是一个人应该拥有的生活。

心灵悄悄话

XIN LING QIAO QIAO HUA

其实，忧郁症并不可怕，可怕的是你消极地对待它。只要你不断调整环境，保持内心的和谐，忧郁症是可以治疗的。人是群体动物，像《鲁滨孙飘流记》那样的生活是非常难的，人需要他人，需要群居，需要一个适合自己生存并快乐的宏观与微观环境。家庭、单位、同事、亲友、恋人等状况与感觉最直接影响内心世界，而且稍不如意，就会影响情绪，长久了就会导致忧郁。

查杀心理病毒，为快乐清除路障

我们都知道，电脑中的杀毒软件需要及时更新和升级才能对付病毒，而且新的病毒会不时地出来，不是弄丢你的数据，就是打不开网页，甚至是死机。人的心里就像是一台电脑，它会受到很多病毒——焦虑、恐慌、抑郁、愤懑等侵扰，而且某些病毒还会长期侵扰内心，如果不能及时查杀，就可能长期留在心里，影响“系统”的正常运行。

某杂志上曾经刊登过一篇文章，文章大致是说：在湖南有一个叫周枫的偏瘫少年，视周杰伦为他的偶像。有一天，他在一次演唱会上得知周杰伦两年内不再开演唱会的消息后，吞服安眠药自杀，由于被发现得及时而获救。

周枫身世凄苦，又因外伤导致偏瘫，但他喜欢周杰伦，听周杰伦的歌“成了他人生最大的乐趣”。他还曾经在半年里辗转多个城市和地区寻找周杰伦，就是为了得到偶像的帮助——“找回个人生命的价值”。而他自杀则是因为周杰伦声称两年内不再开演唱会，这就意味着以周枫的身体状况，将不可能再见到自己的偶像，也就是说，他将没有可能得到偶像的帮助，找回自我价值。

在所有为偶像自杀的案例中，周枫是个特例，一方面，他确实希望拯救自我，另一方面，他却将拯救的希望完全寄托于他人。在这个事件当中，希望如何变成绝望？自救如何变成了自杀？其中又是否有我们自己的影子呢？

现在年轻人中自杀的比例在上升，并且经常是些很小的理由，对此，心理专家则说，自杀是一种心理病毒，它的思维定式是：“如果……我就……。”比如也许周枫就在想：“如果我再也看不到周杰伦，我就自杀。”相比较而言，健康的思维定式应该多几个“我就……”，即“如果……我就……；如果还不行，我就……”，而最后的“我就”又是完全能够自我掌控的，是不依赖于他人的，这样，就能“自我杀毒”。

负面的情绪、错误的寄托、不良的心态等都能左右人的思维，控制人的大脑，杀伤人的身体，导致健康的身体不再健康。就像电脑需要修理一样，最后也不得不去看医生。但是，我们都知道，修理过的东西再好也不再是原装的了，质量会打折扣，使用寿命会降低。最好的办法就是平时多杀毒、维修，使它能保持正常运转。

和电脑并不相同的是，人心里的病毒并不像电脑病毒那样是真实存在的，而更多的是人自己内心的一种不平衡和不和谐。心理病毒发作的显著特征是：使人易怒、易烦恼，不能自我控制这种情绪；对日常活动失去兴趣；精力明显降低，容易感到疲乏；饮食与睡眠不好，或过多或过少；心境极不平静，甚至时常莫名地哭泣，沮丧、悲伤，躁动或呆滞；对自己评价过低，对未来感到悲观；喜欢回忆过去，总是沉浸在痛苦消极的记忆中；逃避与他人交往，有时容易被激怒；自责、自贬、无价值感和罪恶感，甚至会反复出现死亡或自杀的意念。

导致心理病毒产生或者发生作用的原因，在于人们的认知和行为上的偏差。因此，正确认识这些心理病毒是很有必要的。导致心理病毒发生的原因有很多，首先要对心理病毒有一个客观、准确的认识，其次要对形成心理病毒的原因有一个清醒的认识，这样才能及早找到根源，及时查杀病毒。建议人们可以选择不同的克服方法来克服这些心理病毒。

学会觉察和控制自己的情绪。工作场所、社交场合和个人生活中其实存在许多触发器，一旦心理病毒被诱发，它的力量将盖过内在声音并对我们送出错误信息。也许我们无法降低触发的机会，但只要负面情绪一出现就立刻转念，便可大大降低心理病毒对我们的副作用。

经常练习内在的活动，如冥想、瑜伽、气功、太极。冥想只是进入一种我们每天都需要的沉默的应答状态。舒服地坐在椅子上，闭上双眼，将双手放在大腿上，正常呼吸，既不随着思绪起伏，也不要强行压抑，让思绪自在进出，最后这些念头将自行消失。

大脑犹如照相机，会把每天的生活情景都拍下来。这时，请留意自己的焦点聚在烦恼的问题还是美好的事物上，情绪倾向是正面还是负面，是否相信内在力量和内在的声音等。当你每天通过对这些基本问题的正面回答来探索自己的内心时，你的内心就会变得越来越澄净，让你的内心充满踏踏实实的快乐感受。

积极的体育锻炼能使人意志坚强，内心充实，使人外向开朗，身体健康。爱好体育的人很少会抑郁。

寻求能让你乐在其中的业余活动，用积极的行动来扭转低落的情绪。欣赏音乐，烹饪，陪孩子玩耍，在林中或海滩上散步，看一部好电影，读一本引人入胜的好书，都能有助于解除心里的不良情绪。

类似的办法还有：脸上保持自信的笑容，挺起胸膛，深深地呼吸一大口新鲜的空气，心理默唱一段小曲，或是吹吹口哨……这样的排毒训练，很快就能让你重新获得积极、平静的心境，就像威廉·詹姆斯所说："当你的行动使你快乐时，你就不可能再忧虑和颓丧下去了。"

心灵悄悄话
XIN LING QIAO QIAO HUA

经常练习内在的活动，如冥想、瑜伽、气功、太极。冥想只是进入一种我们每天都需要的沉默的应答状态。舒服地坐在椅子上，闭上双眼，将双手放在大腿上，正常呼吸，既不随着思绪起伏，也不要强行压抑，让思绪自在进出，最后这些念头将自行消失。

以自己的方式，快乐地为自己而活

你身边是否也有这样的人，他们生活得很不快乐，问其为什么，他们的回答却是："我没有达到某种标准。"

他们听别人说，有了房子才有安全感，于是就为了"别人所说的安全感"背上了十年二十年的债务，节衣缩食、心不甘情不愿地当房奴；有人说，在高级饭店里请女朋友吃饭感觉很好，他们就把这当成一种美好生活的向往，甘愿连着吃无数天的方便面也要尝试一下；有人说不去健身中心锻炼就跟不上潮流，他们就赶快去健身中心报了名，学着那些并不感兴趣的课程，只为了让别人看起来"我生活得很紧跟潮流"……

好像他们只想快乐给别人看，然而，别人的快乐标准真的会让你感觉到快乐吗？恐怕正应了那句话——走别人的路，让自己难受去吧。事实证明，幸福和快乐是属于自己内心的一种感觉，如果只是迎合别人的取向难免会苦了自己。

在《伊索寓言》里有这样一个经典的小故事。

一只城里老鼠和一只乡下老鼠是好朋友。有一天，乡下老鼠写信给城里的老鼠，请他在丰收的季节到家里做客。

城里的老鼠接到信后，高兴极了，便在约定的日子动身前往乡下。到那里后，乡下老鼠很热情，拿出很多大麦和小麦，请城里老鼠享用。城里老鼠很不以为然："你这样的生活太乏味了！还是到我家去玩吧，我会拿许多美味佳肴好好招待你的。"

乡下老鼠动心了，就跟着城里老鼠进城去。

乡下老鼠可开了眼界，城里有好多豪华、干净、冬暖夏凉的房子，非常羡慕。想到自己在乡下从早到晚，都在农田上奔跑，看到的除了地还是地，冬天还在那么寒冷的雪地上搜集粮食，夏天更是热得难受，和城里老鼠比起来，自己的生活实在太不幸了。

到了家，他们就爬到餐桌上享用各种美味可口的食物。突然，咣的一声，门开了。两只老鼠吓了一跳，飞也似的躲进墙角的洞里，连大气也不敢出。乡下老鼠想了一会儿，对城里老鼠说："老兄，你每天活得这么辛苦简直太可怜了，我想还是乡下平静的生活比较好。"说罢，乡下老鼠就离开都市回乡下去了。

这个故事的寓意非常简单，适合你的生活方式不一定适合别人，同样，适合别人的生活方式也不一定适合你。因此，你不必非要追求别人定义下的快乐。你是否认真地想过，你想要的快乐是什么？

一般字典上对快乐下的定义多半是：觉得满足与幸福。

德国哲学家康德则认为："快乐是我们的需求得到了满足。"

也有人说："快乐是一种美好的状况，也就是没有不好或痛苦的事情存在。"

可见，人们对快乐的定义就像对幸福的定义一样是不同的。一位社会学家对"什么是快乐"做过一个调查，结果显示，对不同的人来说，快乐有着不同的含义。

一个曾经得过重病的人说："我最大的快乐就是久病以后恢复健康……"

一个学生模样的人说："快乐就是在考试中考出好成绩……"

一个妇人说："我认为快乐就是辛勤地劳作并照顾好我的家人。"

一位慈善家说："我认为快乐是用我的富足来换回别人的微笑。我家里很有钱，我觉得用这些钱去帮助那些需要帮助的人就是最快乐的事，看着他们欢乐的笑脸，我的内心就会无比快乐和欣慰……"

一位探险家说："有一次，我独自到一个岛上去侦查，看到一种从未见过的果子，一种好奇心的趋势，我毫不迟疑就把它吃了下去，没想到它们有毒，所有的人都认为我必死无疑，谁知，我在一阵痛苦过后竟幸运地活了下来，我为这次死里逃生而快乐……"

可见，每个人都有不同的快乐的定义。因为快乐的基础不同，所以得到的快乐也不同。或者说，快乐不是客观的，而是人主观的一种感受，是不可衡量的。

有一个孩子在他的作文《快乐是什么》里写道：

小草的快乐就是尽己之力给大地换上绿装；花朵的快乐就是绽放灿烂的笑脸，释放宜人的清香；太阳的快乐就是给人间带来温暖和光明；游鱼的快乐就是不碰鱼钩，能在水里自由自在地玩；小鸟的快乐就是在空中自由地飞，能在树林中尽情歌唱……

稚拙的文字仔细品味却是大道理，快乐是因人而异的，我的快乐在你眼里不一定是快乐，你的快乐我也不一定认同。

这个道理用在追逐快乐上也同样适用，很多时候我们觉得不快乐，正是由于我们没有按照自己喜欢的方式生活，而是在不经意间去迎合别人的要求，刻意改变，违背内心，所以我们不快乐。

因此，放弃那些所谓的"标准"吧，按照自己真实的想法去追求生活，请记住，真正让你灿烂的是你快乐的心而非别人的目光。

我们每个人对生活都有不同的理解，以什么样的态度来对待生活是你自己的选择。不要拿别人的标尺来衡量自己，要知道，每个人的快乐都是可以由自己来定义的，只要你愿意。

心灵悄悄话

XIN LING QIAO QIAO HUA

好像他们只想快乐给别人看，然而，别人的快乐标准真的会让你感觉到快乐吗？恐怕正应了那句话——走别人的路，让自己难受去吧。事实证明，幸福和快乐是属于自己内心的一种感觉，如果只是迎合别人的取向难免会苦了自己。

学会赞美自己,开启快乐之门

每个人都会遇到各种各样的困难和不快,见难就退,还是知难而进呢?快乐也要面对,苦闷也要面对,为何不选择快乐地面对呢?记得一位哲人说过:“人生的态度决定一切。”因此当不断地赞美自己时,你就已经主宰了自己的命运。生活总会有无尽的麻烦,请不要无奈,不要忧郁,因为路还在、梦还在,学会赞美自己,做一个充满乐观精神的人,打造出自己的人生辉煌来吧!

曾经在上班的路上,看见一个年轻的妈妈带着自己年幼的儿子在门口练习走路。当扶着妈妈的手时,小孩便大胆地往前迈步,可当妈妈把手拿开时,他便站在那儿不敢往前迈步。孩子的妈妈没有去扶他,而是蹲在前面不远处一个劲地说表扬他的话:“宝宝真厉害,宝宝一定能走过来……”

我心想孩子那么小,怎么懂得啥话好听,这一招肯定不管用。谁知过了一会儿,小孩居然真的在妈妈的鼓励下向前迈出了小腿,晃悠悠地走了几步,然后一下子扑到母亲怀里。“宝宝真棒!”年轻的母亲又不住地赞美着自己的儿子。孩子“咯咯”地在母亲的怀里笑着。

年轻妈妈的几句赞美的话,竟能鼓起那么小的孩子的勇气,有了妈妈的称赞与鼓励,小孩将走得越来越远,大人又何尝不是如此,大人又何尝不需要赞美啊!马克·吐温说:“只凭一句赞美的话,我可以多活三个月。”人人都渴望得到别人的赞美,赞美是一种肯定,一种褒奖。工作中听到领导的表扬,我们干活便特别带劲;生活中听到朋友的赞美,心情舒畅好几天。

赞美就像照在人们心灵上的阳光,能给人以力量,没有阳光,我们就无法正常发育和成长。赞美能给人以信心,没有信心,人生的大船便无法驶向更远的港湾。

渴望得到别人的赞美毕竟不如自己赞美自己来得容易。既然我们需要赞美,既然赞美可以让我们更上一层楼,催我们奋进,那就让我们学会赞美自己吧！当自己考了个好成绩,或是写了一篇好文章,不妨赞美自己几句,为自己喝彩,为自己叫好。不！不需要说出口,不需要任何人的分享,只要一个会心的微笑,只要心灵的一点点波动,这时你就能体会到拥有成功的喜悦,这不仅是对自身的欣赏和肯定,更是对未来的追求和希望,更是用自信再次扬起人生的帆船。不！这也不是自我陶醉。在飞梭似的人生里留下一丝完全属于自己的时间,不要用手去摸,不要用眼睛去看,只要用心去感触,体味一个真实的自己,这是那一点成功就是自身价值的体现。只要那么一瞬间,你便可以看到前途的光明,看见世界的美好。

一个喜欢棒球的小男孩,生日时得到一副新的球棒。他激动万分地冲出屋子,大喊道:"我是世界上最好的棒球手!"他把球高高地扔向天空,举棒击球,结果没中。他毫不犹豫地第二次拿起了球,挑战似的喊道:"我是世界上最好的棒球手!"这次他打得更带劲,但又没击中,反而跌了一跤,擦破了皮。男孩第三次站了起来,再次击球。这一次准头更差,连球也丢了。他望了望球棒道:"嘿,你知道吗,我是世界上最伟大的击球手!"

后来,这个男孩果然成了棒球史上罕见的神击手。是自己的赞美给了他力量,是赞美成就了小男孩的梦想。

也许有一天,你会赢来无数的鲜花和掌声,但回首今日,在这条人生道路上,除了脚印、汗水、泪水外还有一个个驿站,也许那就是自己的赞美。你也会发现,只有自己的赞美才是最美最真实的。

心灵悄悄话

XIN LING QIAO QIAO HUA

渴望得到别人的赞美毕竟不如自己赞美自己来得容易。既然我们需要赞美,既然赞美可以让我们更上一层楼,催我们奋进,那就让我们学会赞美自己吧！当自己考了个好成绩,或是写了一篇好文章,不妨赞美自己几句,为自己喝彩,为自己叫好。

细细品味，快乐来源于平凡的生活

我们大多数人都属于平凡的人，但平凡的人过着平凡的生活，理应感到幸福快乐。然而，很多人却身在福中不知福，无事生烦恼，庸人自扰之，而有的人却能苦中作乐，珍惜每一天的瞬间快乐，这是为什么呢？其实，所谓快乐，只是相对于人所选择的参照物而言。如果你要比比尔·盖茨还要富有以后才会觉得快乐，那么你的快乐将会少得可怜；如果你对快乐的定义只是每天早晨醒来可以看见这个世界，你人生中的每一天都将会充满快乐。

我们都有过这样的体会：在平时的生活中，每当发现了一种平常很少见的事物，就会感到惊奇的同时，还有惊喜；每当开发了某件物品的新用途，就会感到某种成就感；每当用废旧的东西做出了很好看的手工，就会很有满足感……这些惊喜、成就感、满足感，细细品味，汇聚在一起，就变成了快乐。由此，我们会看到，一切事情都可能给人们带来快乐的心境，关键在于你要能够发现它，品味它。

事实就是这样，快乐需要细细品味，快乐均来源于平凡的生活，不要因为事情小而忽略其对人生的意义。

爸爸问女儿："你快乐吗？"女儿答："快乐。"

爸爸让女儿试着举例，女儿说："比如现在呀。"当时晚饭后，爸爸陪女儿一起登上楼顶，仰卧观天上的星星。这只是一件平常的小事，我们差不多每个人小时候都有类似的经历，都有这样的无数快乐时刻。

爸爸让女儿再举例，女儿说比如妈妈爱用茶叶水洗枕头，每每睡觉时都有淡淡的茶叶香味。还有妈妈在刚刷完油漆的屋子里放些菠萝，风儿一吹整个屋子就充满了芳香的菠萝味了。

这些本是生活中极其平常的小事，谁也无心去在意这些，可我们却难得有这样的快乐体味，只能到遥远的童年去寻找这样的感动。

这段故事是广播电台曾经播出的，听完之后，总是让人萌生一种感动。生活中原来时时刻刻充满了快乐，这快乐来自生活的细技末节，只有用心去品味，快乐同样有色香味，同样可观可闻可吃可品。

有这样一个故事：一个欲离婚的女子厌烦了现有的琐屑生活，但她一直对其外祖母的快乐和谐生活充满好奇。有一天她终于忍不住打开了外祖母的日记，原来里面记录着外公为她洗了多少衣服，吻过她多少次，洗过多少次脚……相信任何人读到此处都会吃惊，原来生活中的琐屑小事便是快乐的源泉。

生活是由一件件的琐碎之事连缀而成的，在这根线上的点点滴滴都连接着快乐的纽扣。仔细品味着细琐的每一点每一滴，你都会觉得生活更加丰富多彩。

品味生活要多想些美好之处。因为生活毕竟不是只有鲜花，时时充满阳光。我们要想成功地走出郁闷和哀愁，就要多思考生活中美好的一面，从中品味幸福。比如下班了，妻子做好的可口的饭菜，这就是一种快乐，不要因为她时常埋怨而自悔自恼，也不要因为她的心胸狭隘而自怨自艾。再如生病了，同事都拿着礼物来看望你，应该感到他们对你的关心，而不能过多考虑他们是否怀有其他目的。

一滴水珠可以照见太阳的光辉。品味生活的快乐应从小处着眼，不要因为事情小而忽略了别人对你的关爱。你上班迟到了，同事帮你打扫了地板，擦干净了桌子；下雨了，有人将伞伸到你上面的领空与你共享；当你向朋友借钱，哪怕发生屠格涅夫《兄弟》中的“我”遇乞丐的情景也无所谓；在一条漂亮的路上骑车；听收音机里播放自己最喜欢的歌曲；躺在床上静静地聆听窗外的雨声；发现自己最想买的衣服正在半价出售；在浴缸的泡沫堆里舒舒服服地洗个澡；在很久不穿的衣服里发现 100 元钱；听到一个绝妙的幽默段子；无意中听到别人正在称赞你；半途醒来发现你还有几个小时可以睡觉；见到了自己多年的偶像；与室友彻夜长谈；爱人轻轻抚弄你的头发或衣领；和心爱的人蜷在沙发上看一部好片子；赢得一场精彩球赛入场券；在街头邂逅多年不曾谋面的老友……所有这些都是生活的一部分，都值得我们深深地怀恋，都是我们快乐与幸福的源泉。而现实生活中，我们常常对这些点滴的快乐视而不见；相反却总喜欢把原本简单的事，过多地蒙上一层复杂的色彩，让我们在不经意之间，把自己送到一个迷茫而困惑的境地。

在人生的过程中，想想自己是否就是急急忙忙随波逐流呢，放慢一点脚步吧，让你的生活更悠闲一点，视野更宽阔一点，多给自己一点时间做些真正让自己快乐的事。或许你会发现，人生境界顿时豁然开朗。

心灵悄悄话

XIN LING QIAO QIAO HUA

我们大多数人都属于平凡的人，但平凡的人过着平凡的生活，理应感到幸福快乐。其实，所谓快乐，只是相对于人所选择的参照物而言，如果你对快乐的定义只是每天早晨醒来可以看见这个世界，你人生中的每一天都将会充满快乐。

第十篇　心中有爱，赶走忧郁

人生不如意十有八九。生活本身就意味着必须经受人生中的波峰浪谷。天有阴晴，月有圆缺，悲欢离合使生活充满了遗憾，遗憾在生命中无处不在。有了遗憾，生活就如同洋葱，一片片剥开，终有一片会让你泪流满面。最美丽的诗歌是心里有爱的赞歌，有些不朽的篇章就是纯粹的爱心。

有人说付出是一种幸福，事实上，给别人付出的机会也是一种幸福，是给别人幸福的权利。所以学会分享，不仅要学会分享快乐，更应该学会分享痛苦和烦恼。

帮助别人，让自己快乐

忧郁是内心缺少爱的一种表现，忧郁的人缺少对自己的爱，也缺少对别人的爱。

忧郁的人以为自己是世界上最不幸的那一个，全世界都应该来爱自己，自己也最有资格得到全世界的爱。这样的心态和想法让他们把自己囿于等待的樊笼，错失了感受阳光的春天。

事实上，如果没有人爱自己，至少可以自己爱自己；或者去爱别人，在收获别人的爱的同时，去体会付出的快乐。

爱丽斯几年前因失恋得了忧郁症，从原来居住的美国东北部移居到中西部生活。爱丽斯很快就发现，中西部人们的生活习惯与东北部居民有很大的不同。中西部的生活节奏缓慢，民风比较淳朴，人与人之间的关系很和谐。好几次，她从停车场出来上车道，尽管车道上排着长长的车队，可是总有人给她让道。这种彬彬有礼、先人后己的行为，让她深受感动。一天早晨，她让一辆大卡车先行，深受感动的卡车司机一直从后视镜中关注爱丽斯的车。

当他发现爱丽斯的车因没油停下来时，他就停下车取出自己的备用汽油加进爱丽斯的车里，并“护送”爱丽斯到附近的加油站加足了油，后来这两个年轻人竟然喜结良缘。爱丽斯的忧郁症从此不治而愈。

这也许是个浪漫的电影情节，但心理学家却认为其中蕴含着深刻的科学道理。美国一家心理学杂志发表了一个大型心理问卷的调查结果，发现经常帮助别人的人明显比不乐于助人的人快乐；从精神病学的角度来看，前者患忧郁症的可能性要比后者低得多。研究人员由此得出结论，养成助人为乐的习惯是预防和治疗忧郁症的良方。助人为乐的结果往往是双赢，既帮助了他人，同时也留给自己一份金钱买不到的快乐。

“助人为乐”告诉人们一个非常浅显的真理：帮助别人，别人得到快乐，自己也得到了快乐。这或许是世界上最容易实现的双赢模式。

一名叫史塔勒的美国医生常在深夜接到一些著名主持人、影视明星的电话，请求他为他们治疗心理疾病。这些大腕们都衣食不愁、崇拜者如云。从表面上看他们是世界上最幸运的人，可这些人的心理状况却不容乐观。史塔勒医生对好莱坞的许多明星进行研究后发现，以著名影星奥黛丽·赫本为代表的乐于公益事业的名人、富翁很少有看过心理医生的记录，而奥黛丽·赫本从来没有看过心理医生。作为一个心理学家，史塔勒希望从赫本的案例中寻找一些研究上的突破。他收集了许多奥黛丽·赫本的资料。他发现：

奥黛丽·赫本在事业上可谓一帆风顺，红极一时，在全球的很多国家都是家喻户晓。但她的婚姻生活很跌宕，她的第一任丈夫是演员梅尔·费勒，第二任丈夫是意大利精神病学家安德烈亚·多蒂医生。婚姻受挫后，她又爱上了《修女传》编剧罗伯特·安德森。1954年拍摄电影《萨布丽娜》时，赫本与已婚男星威廉·霍尔登坠入爱河。尽管她的情感道路并不平坦，但她却一直保持着良好的心态。

史塔勒在调查研究过程中看到这样一段资料：一次，奥黛丽·赫本谢绝了贝尔公司每小时5万美元的庆典邀请，转而去了一家医院给一个小男孩做护理服务。受到启发的史塔勒医生发现，赫本不同于别人最大的特点就是乐于做无报酬的慈善工作，把自己的爱分享给那些需要的人。她曾做过67次亲善大使，在1956－1963年间，她常常到码头、监狱、黑人社区做义工。

史塔勒医生得出结论，原来，频繁的公益活动转移了奥黛丽·赫本的注意力，减轻了因婚姻、情感生活的不幸带给她的痛苦，在爱别人的同时，也能给她自己带来巨大的快乐。

于是，史塔勒医生推而广之，选择了很多乐于公益事业的名人、富翁作为研究对象，结果发现，这些人很少有怪癖或其他不良记录。原来，乐于帮助别人、爱别人能保证人们的心理状况健康乐观。

美国心理学家亚伯拉罕·马斯洛提出的“基本需求层次理论”中，“自我实现的需要”是每个人人生的最高目标，可以毫不夸张地说，人们毕生都在为实现这个需要而努力拼搏。心理学研究证明，在你爱别人的过程中，你首先发现的是自己的生存价值，首先得到的是自我的心理满足，这就是说，爱别人的过程也是实现自我价值的过程。

古人说“施比受更快乐”。这是因为，人与人之间的交往是一种平等互惠的关系，你帮助我，我就会帮助你。正所谓“投之以桃，报之以李”。所以，我们应该时时帮助和关怀别人，因为我们的帮助，不仅能助人一臂之力，而且能给对方带来力量和信心，使他们有更大的勇气去战胜困难。特别是当一个人遇到挫折，处于逆境之中时，你的热情相助，将犹如雪中送炭一般弥足珍贵，对方也会“滴水之恩，涌泉相报”。

事实上，对别人的帮助并不需要你有多大的付出，很多时候可能只是一声赞许、一次鼓励、一句应和、一声回答、一个提醒、一次搀扶……这些看似微不足道的付出，给对方的是爱，你得到的也同样是爱，而且还可能是更多的爱。

卢梭说得好：“你要爱别人，才能得到别人的爱；你要幸福快乐地生活，就必须使自己成为一个为人家所喜欢的人；你要人家听从你的话，就必须使自己值得人家尊敬；你要爱惜自己的体面，才能得到人家的称誉。”

心灵悄悄话

XIN LING QIAO QIAO HUA

忧郁的人以为自己是世界上最不幸的那一个，全世界都应该来爱自己，自己也最有资格得到全世界的爱。这样的心态和想法让他们把自己囿于等待的樊笼，错失了感受阳光的春天。

放小人一马，也是放自己一马

每个人的身边都难免有几个小人，他们到处搬弄是非、挑拨离间，喜欢道听途说、添枝加叶，乃至落井下石、损人利己、忘恩负义。这样的人以损害别人的利益为目的，以为打倒了别人，就自然升高了自己。他们看到别人开心，就会浑身不自在，好像别人的开心是用他们的利益换来的；他们看到别人得利，就会妒忌造谣，好像别人的得利损害了他们的利益。总之，他们就是见不得别人好，自己好了还要到处显摆、招摇。

面对这样的人，很多人都会觉得气愤、讨厌，甚至想和他们争辩、论个短长。其实，完全没有必要。如果这样做了，反而中了他们的圈套，满足了他们的小人心理。他们的目的就是为了激怒你，看你生气，他们才觉得痛快。你也没必要生他们的闷气，因为这只会给你自己带来更多的负面情绪，影响自己的心情，对他们则没有任何的触动。

其实，他们这样的人很可怜，因为他们的心很小，装不下任何的喜怒哀乐，自己的心情也全凭别人来决定。这样的人几乎没有真正的快乐，所仅有的一点儿快乐也充满了炫耀的成分。他们挖空心思，无非是为了满足自己小小的阴暗心理。

中国有句俗话叫“大人不计小人过”，面对这样的小人，作为“大人”的我们干吗要和他们一般见识呢？“大人”们之所以成为“大人”，就是因为他们有着很好的修养和品德，有着正确的处世和为人方式。正因为这样，他们才会有容人之量，才不会被“小人”的行径影响自己原本不错的心情。实际上，我们放小人一马，也就是放了自己一马。

所以，面对那些无足轻重的小事时，你不妨试试这样做——像一个宽容的观众一样，欣赏他拙劣的表演。你的闲庭信步会让对方为自己的行为并没有产生预想的效果而气急败坏。

曾国藩的一位同学性情比较暴躁，有一次，那个同学看到曾国藩的书桌放在窗前，就说："我读书的光线都是从窗户那里来的，你的桌子挡着我的光线了，赶快挪开！"曾国藩什么话没说，就把桌子移开了。曾国藩晚上点灯用功读书，那个同学又说："平常不念书，夜深还要聒噪人吗？"曾国藩又只好低声默诵。

后来，曾国藩中了举人，那个同学知道了，大怒道："这屋子的风水本来是我的，反叫你夺去了！"其他的同学都替曾国藩打抱不平，但是曾国藩自己却和颜悦色，毫不在意，劝住同学，安慰同室，没事儿人一样。

曾国藩的一生都保持着低调的态度，面对同学的无理取闹，他就像个从容大度的看客一般，不但没有生气，而且还满足了同学的无理要求，这更体现了他的大度，也使那位同学的胡搅蛮缠变成了一种自取其辱。

对付小人，首先我们要控制好自己的情绪，千万不能因为对方的卑劣行径而使自己情绪大乱。《中庸》说："喜怒哀乐之未发谓之中，发而皆中节谓之和。"人在没有产生喜怒哀乐等这些情感的时候，心中没有受到外物的侵扰，是平和自然的，这样的状态就是"中"。在处理各类事务的时候，不可避免地要在心理上产生反应，发生各种各样的情绪变化，并且在表情、行动、语言等方面表现出来。如果表现出来的情绪恰到好处，既不过分，也无不足，而且还符合当事人的身份、不违背情理、适时适度、切合场合，这样就达到了"和"的境界。

控制情绪不等于压抑自己的情绪，不是面对一些小人的卑劣行径，我们一概装作没看见，自己生闷气，更不是没有原则地放任自流。在必要时，我们必须坚持自己的立场，铿锵有力地表达自己的意愿。

牛津大学的威廉弗沙博士是当今知名的心理学家，他说："你有什么需要，不妨大胆提出来。如果对方做了些你不喜欢的事情，告诉他，若你觉得很生气，须保持冷静。"不要让他人剥夺你快乐的权利是保护自己权益的先决条件。

此外，我们还可以采取其他的方法来对付小人的卑劣。

1. 适当还击。比如在职场，总有人仗着自己的老资格，欺负新来的员工。在工作时，他们挑挑拣拣；争功时，他们则大包大揽。面对这样的小人，除了忍让，还需要适当反击，让他们知道适可而止。其实，他们也不是有恃无恐的，只是把你的忍让当成一种软弱可欺。不妨打开天窗说亮话，理屈词穷后他自会有所收敛。

2. 置之不理。有些人爱搬弄是非，在别人背后飞短流长。面对这样的小人，最好的对付方法就是置之不理。清者自清，他们的说辞本身就是道听途说、添枝加叶捏造出来的，你的辩解对他来说就变成了欲盖弥彰，只会助长他们的嚣张气焰。

3. 分清界线。对那些心术不正、品行不端的人，你不必和他们争辩，也不用忍气吞声，直接和他们划清界限是最好的方法。这样的人即使你不招惹他们，他们都会到处等着揪你的小辫子，打击别人以满足自卑带来的变态虚荣心。所以，和这样的人要坚决分清立场，不给他们任何机会。

特别要提示的是，不管什么时候，都不要与人争论，更不要与人争吵，因为争论永远没有赢家。首先，它会让自己的心情失控；其次，你会凭一腔义愤填膺之气，徒逞一时之快，往往会得罪人；第三，争论解决不了问题，还会把问题弄得更糟。因此，你完全可以敞开胸怀接受不同的意见，来丰富自己的认识，而没有必要一定要让对方臣服自己，也没有必要将自己的观点强加给别人。

小人就像鞋里的沙子，很小很不起眼，但如果不清理出来，就会感觉硌脚。因此，感到硌脚倒出来也就罢了，没必要再一脚踩进土里。因为，你的目标是迈向成功的漫漫征程，你的对手是有竞争力的人。所以，应该把眼光放长远一些，在这样的“小人”身上浪费时间和精力是得不偿失的。

心灵悄悄话

XIN LING QIAO QIAO HUA

面对阴暗小人，很多人都会觉得气愤、讨厌，甚至想和他们争辩、论个短长。其实，完全没有必要。如果这样做了，反而中了他们的圈套，满足了他们的小人心理。他们的目的就是为了激怒你，看你生气，他们才觉得痛快。你也没必要生他们的闷气，因为这只会给你自己带来更多的负面情绪，影响自己的心情，对他们则没有任何的触动。

忍耐，让烦恼经过不留痕

对忧郁者来说，倾诉是一种很好的宣泄和纾解，学会倾诉，负面情绪才不会长久地存留在心里，给心灵造成重负。

研究显示，人对不良情绪的克制，或者郁闷压抑时，会对身心健康带来重大伤害，也会出现相关心理与生理的不适症状。而长此以往，这种表面上逆来顺受、毫无怨言，内心却怨气冲天、痛苦挣扎的人与疾病的相关性将会越来越大。所以，适时的倾诉是避免身心受损的不错选择。

但是，倾诉有很多的决定条件，比如倾诉对象要可靠，能够给你提供建议，并且能够为你的倾诉保密，等等。

而忍耐则完全是一种自我行为。这里的忍耐并不是明明心中有气，也装笑脸。而是接受现实，保持韧劲，坚持信念。这种坚持是对黎明的渴望，是对黎明前黑暗的一种强大抗争。

对忧郁者来说，忍耐就意味着他们多了一份坚强，少了一份自暴自弃；多了一分力量，少了一份放弃；多了一份积极，少了一份消极。对他们来说，忍耐不是硬扛压力，而是自我内心的一种化解，更重要的是不放弃希望。只要不放弃希望，渴望重获阳光的心才能尽早走出阴霾。

"忍得一时之气，免得百日之忧。"忍耐是一种成熟的涵养，更是一种以屈求伸的深谋远虑。"吃亏人常在，能忍者自安"，凡事能忍者，懂得控制自己的情绪，懂得理智地面对问题，不会被别人所左右，也不会被自己的情绪牵着鼻子走。

忍耐并非懦弱，而是在从容之中冷嘲或蔑视对方。唐代高僧寒山问拾得和尚："今有人侮我，冷笑我，藐视我，毁我伤我，嫌恶恨我，诡谲欺我，则奈何？"拾得答曰："子但忍受之，依他让他，敬他避他，苦苦耐他，装聋作哑，漠然置之，冷眼观之，看他如何结局？"这种大智大勇的生活艺术，用老子的"不争而善胜，不言而善应"这句话来评论恰如其分。

忍耐也是一种强大的抗压能力。汉代史学家司马迁说:“文王拘而演《周易》;屈原放逐,乃赋《离骚》;仲尼厄而作《春秋》;左丘失明,则有《国语》;孙子膑脚,《兵法》修列;不韦迁蜀,世传《吕览》;韩非囚秦,作《说难》《孤愤》《诗》三百篇,大抵圣贤发愤之所为作也。”司马迁自己也是因宫刑而后著《史记》。想必这样的压力,甚至是屈辱,不是每个人都能够承受的吧!但是,忍耐让他们既明哲保身,又能以屈求伸,最终做出了超人的成就。

如果不具备忍耐的抗压能力,就会导致社会心理承受能力低下,如果再加上个性脆弱的话,在遇到压力的时候就容易走极端。有一位在私营企业做财务的女士,老板要求她在账目中做手脚。她虽被迫答应,但心理负担一天天加大,又不想告诉家人,整夜失眠,最后患上了忧郁症。

忍耐是一种极强的承受能力,具备这样的能力,在遇到压力时就不会半途而弃。忍耐也就像一块巨大的海绵,让压力的重击消于无形。

有一位年轻人毕业后被分配到一个海上油田钻井队工作。在海上工作的第一天,领班要求他在限定的时间内登上几十米高的钻井架,把一个包装好的漂亮盒子拿给在井架顶层的主管。年轻人抱着盒子,快步登上狭窄的、通往井架顶层的舷梯,当他气喘吁吁、满头大汗地登上顶层,把盒子交给主管时,主管只在盒子上面签下自己的名字,又让他送回去。于是,他又快步走下舷梯,把盒子交给领班,而领班也是同样在盒子上面签下自己的名字,让他再次送给主管。

就这样,这个盒子被来回送了好几次,年轻人已经很愤怒了,他有一种被人戏耍的感觉,好几次他都快忍不住要发作了。但是,他忍了下来,他想看看领班和主管到底要耍什么把戏。

终于,当年轻人浑身湿透、步履蹒跚地将盒子交给主管的时候,主管看着他慢条斯理地打开了盒子——里面是两个玻璃罐:一罐是咖啡,另一罐是咖啡伴侣。年轻人快要崩溃了,但是他忍住了,他想要一个合理的解释,主管对他说:“把咖啡冲上。”年轻人狠狠地冲上了。这时,主管站起身来,直视他说:“恭喜你,刚才让你做的这些叫作‘承受极限训练’,因为我们在海上作业,随时会遇到危险,这就要求队员们有极强的承受力,承受各种危险的考验,只有这样才能成功地完成海上作业任务。恭喜你,这杯甜咖啡是为你自己冲的。”

忍耐是一种超人的心理素质，有这样的心理素质，即使被烦恼缠身，也不会自乱方寸，而能从容应对。

据说，犹太史上最伟大的希雷尔就是一个堪称忍耐典范的人。

曾有两个人打赌，说好谁能让希雷尔发火，就可以赢400元钱。

这天刚好是安息日前夜，希雷尔正在洗头。

这时，有人来到门前，大声喊道：

“希雷尔在吗？希雷尔在吗？”

希雷尔赶忙用毛巾包好头，走出门来问道：

“孩子，你有什么事？”

“我有个问题要请教。”

“那就请讲吧，孩子。”

“为什么巴比伦人的头不是圆的？”

“你提出了一个重要的问题，原因在于他们缺乏熟练的产婆。”那个人听完，就走了。

过一会儿，他又来了，大声喊道：

“希雷尔在吗？希雷尔在吗？”

希雷尔连忙又包好头，走出门来，问道：

“孩子，你有什么事？”

“我有个问题要请教。”

“那就请讲吧，孩子。”

“为什么帕尔米拉地方的居民都长烂眼睛？”

“你提出了一个重要的问题，原因在于他们生活在沙尘飞扬的地区。”那个人听完，又走了。

……

“为什么非洲人长的都是宽脚板？”

那个人听完了，没走，又说道：

“我还有许多问题要问，但我怕惹您生气。”

希雷尔干脆把身上都裹好了，坐下来说：

“有什么问题，你尽管问吧。”

“你就是那个被人们称为以色列亲王的希雷尔吗？”

“不错。”

“要真是这样的话，但愿以色列不要有许多像你这样的人。”

“为什么呢?”

“因为为了你，我输掉了400元钱。”

希雷尔问明情况后，对他说：

“记住了，希雷尔是值得你为他输掉400元钱的，即使再加400元钱也不算多。不过，希雷尔是决不会发火的。”

忍耐作为处世艺术，具体运用的方式一般有两种：一种是压抑，另一种是遗忘。心理健康的人，能够比较自如地调节内在的心理防御机制，将生活中不快的负面事件及其引起的不良情绪或压抑到意识之下，或遗忘于意识之外。对负面事件能视而不见、过后即忘，则能“淡泊以明志，宁静以致远”。中国人以坚毅忍耐著称于世，崇奉“忍耐”是一种自我人格成熟完臻的体现。因而要像瑞士学者希尔泰所说的那样：“请以忍耐、勇气当利器来对抗忧虑。”

心灵悄悄话

XIN LING QIAO QIAO HUA

心理健康的人，能够比较自如地调节内在的心理防御机制，将生活中不快的负面事件及其引起的不良情绪或压抑到意识之下，或遗忘于意识之外。对负面事件能视而不见、过后即忘，则能“淡泊以明志，宁静以致远”。

心胸不是光有爱就会宽广的

一个人只有心胸宽广，才不会斤斤计较，才会看淡得失，才不会为别人的冒犯而耿耿于怀，甚至大发雷霆。

一个大度、宽容、豁达的人是被人喜欢的。这些优良的品质只有心胸宽广的人才会具有，但是，如何才能使自己的心胸变得宽广呢？

有人说，心胸是被委屈撑大的。这有一定的道理。当一个人能够承受住别人的误解，能够承受住委屈，不因此而抱怨、报复别人，乃至将这种委屈化作一种提升自己的动力，那是需要宽广的心胸才能够做到的。否则，小肚鸡肠的人别说是委屈，就是一点点的误解也会让他们暴跳如雷、到处诉说喊冤。

有人说，心胸要想宽广，就要度量大，不计前嫌。诚然，一个大肚量的人总是能够承受很多的事情，这包括喜悦，也包括痛苦。即使有人曾经伤害了他，也不会揪着不放，更不会血债血偿，而是以宽容和大度原谅对方，用这种大气量让对方感动，不但可化解彼此的恩怨，还能彻底征服对方的心。

曹操是一代枭雄，很有才华，也很有度量。袁绍在进攻曹操时，令陈琳写了三篇檄文。

陈琳才思敏捷，文章写得好，斐然成章。在檄文中陈琳不但把曹操本人臭骂一顿，而且还骂到了曹操的父亲和祖父的头上，曹操当时很恼怒，气得全身冒火。

后来，袁绍兵败，陈琳落在了曹操手上。

一般人认为，曹操这回要是不杀陈琳就不会解心头之恨。然而，曹操并没有这样去做，曹操欣赏陈琳的才华，不但不杀他，还放弃前嫌，并委以重任。

这使陈琳很受感动，后来，他为曹操出了不少好主意，以谢不杀之恩！

心胸要想宽广，只要有爱。固然，一颗缺乏爱的心胸就像干涸的湖泊，尽管很大，但是没有水，再大也是缺乏生命和活力的。如果一片碧波荡漾的湖泊，不能给生物以滋养，不能惠泽周围的人们，不能让周围的风景变得美丽，那么这个湖泊也是缺乏生命的活力的，也是缺乏爱的。

所以说，一个人的心胸不是光有爱就会宽广的，重要的是要学会、懂得分享。如果仅仅有爱，却不能将这种爱拿出来分享，尤其是分享给那些需要的人们，那这样的爱和这样的心胸也是不值得赞扬的。自私的爱不是真正的爱，只有奉献大爱、给予别人的爱才真正能够撑起宽广的胸膛。

分享爱也是一种治愈忧郁的好办法。

有个老太太老伴儿去世后，随着年龄的增加心情越来越不好，整天将自己锁在家里不说话，有空儿就静静地坐在一旁，家里人很为她担忧。有一天，家里来了一个客人，看见老太太一声不吭，感觉很不自在，于是将注意力转到了房间中的其他物件上。忽然她看见了一盆漂亮的郁金香，便兴奋地走了过去，问："这是谁栽的花啊，那么漂亮，我很久没有见过这么漂亮的花了！"这时老太太的脸慢慢抬了起来，看了看那盆花，淡淡地说了声："我种的，这是我老伴最喜欢的花，可惜他再也看不到了。"这位客人随即说："老奶奶，可以为我也种一盆这样漂亮的花吗？我也很喜欢，让我和你一起看着它纪念您的先生。"老太太答应了。

之后，这位客人每次来看老太太就告诉她，还有谁谁谁也喜欢这种花，麻烦老太太再多种几盆。老太太都答应了。从此之后，老太太开始忙了起来。她每天的工作就是照顾这些花。她种的花开始一盆一盆地送了出去。老奶奶的心情也一天天开朗起来。终于有一天，客人来说："老奶奶，我们整个小镇的人都喜欢你种的花，不如您到街心花园去种吧！"

故事的结尾就是老奶奶开始在城市的街心花园里种花，每天都可以见到和认识很多不同爱花的人，与他们交谈，分享爱花的感受，她的脸上写满了快乐和幸福！

如果没有分享，可怜的老太太会看着老伴儿喜欢的花儿忧郁下去，直到离开世界。但是，分享让她的生命在快乐和丰满的形态中得以延伸，也使生活变得更加丰富多彩和有意义。

分享是一种快乐，更是一种态度。分享不仅要分享快乐，也可以分享痛苦。有句话说："你把自己的快乐和别人分享，你的快乐就变成了两倍；你把自己的痛苦和别人分享，那你的痛苦就变成了半个。"由此可见，与人分享，无论是快乐还是痛苦，都能给自己带来加倍的好处。

反之，如果快乐没有得到分享，就有可能贬值，一个人不把自己得到的快乐与别人分享，那他永远只会自己开心，没有人会替他开心，也没有人会明白他的开心，更没有人会知道他的开心，这样的快乐就会贬值。同样，一个人的痛苦如果不与别人讲，那也会更加痛苦，没有人会替他痛苦，也没有人明白他的痛苦，更没有人会知道和分担他的痛苦，他就会变得更加痛苦。

分享不仅是一种美德，更是一种能力。懂得分享的人不会独占，即使有一口水，他们也会和别人一起享用。尤其是在面临艰难的时候，这种分享既体现了人间的大爱，更体现了分享者的高尚品德和宽广心胸。

20多年前，一个在美国长大的犹太裔青年到以色列访问，教堂神父给他讲了二战期间发生的一桩往事。一个冬天，德国纳粹将犹太人驱赶在一起，用火车运往欧洲某地的集中营，火车必须经过漫长一夜才能到达目的地，欧洲冬季的深夜是那样的寒冷——而每6个人中只有一人能得到一条毯子御寒。但没有人争吵，没有人抢夺，因为幸运分到毯子的那个人总会平静地将毯子铺开，和周围其他5人分享，分享这难得的温暖。

故事给年轻人很大的震撼和启发，后来，他将这种理念引进到自己的企业中，他不仅为公司的临时职工提供福利，还创立了美国企业历史上第一个"期股"形式，即让公司所有员工都获得公司的股权。此举遭到企业高层管理者的反对，而且导致企业出现连年亏损。但是，他坚持了下来。事实证明他是正确的。几年后，公司的业绩扭亏为盈，更被誉为全球最受尊敬的公司，股票市值在10多年间上升了100倍，市值达到300亿美元。

这位年轻人名叫霍华德·舒尔茨，他领导的公司就是当今全球最炙手可热的咖啡连锁店——星巴克。

分享是一种给予，也是一种获得。

有一位农民从外地换回了一种小麦良种，种植后产量大增。这个农民喜出望外，因为他成了村人眼中的种田能手。但是，马上他又变得忧心忡忡。他害怕别人偷去他的良种，偷去他的那份骄傲。于是，他想方设法保密，拒绝村民们兑换小麦种子的请求。他一个人享受着丰收的喜悦。

然而，好景不长，到了第三年他就发现，他的良种不良了，变得跟普通的麦子一样。又过了两年，他的麦子连普通的种子也不如了；产量锐减，病虫害增加，他因此蒙受了很大的损失。这个农民带着自己的良种麦子请教专家。专家听他讲完自己的经历，告诉他：良种四周都是普通的麦田，通过花粉的相互传播，良种发生了变异，品质必然下降。

当我们将自己的快乐、幸福、收获、经验、成果等和别人分享的时候，别人会因为我们的分享得到了很多，但同时我们也因为分享得到了别人的尊敬和认可，得到了心理的满足和付出的快乐，更得到了扩大自己成果的机会。所以，只有懂得和别人分享快乐，你的痛苦才会有人帮你一起分担。

只有懂得和人分享的人，他的心胸会因为分享而让爱无限传播、扩散，让更多的人得到爱，这样的爱不仅是加倍的，更是无限扩大的，这样的心胸才会因此而变得无比宽广。

心灵悄悄话
XIN LING QIAO QIAO HUA

当我们将自己的快乐、幸福、收获、经验、成果等和别人分享的时候，别人会因为我们的分享得到了很多，但同时我们也因为分享得到了别人的尊敬和认可，得到了心理的满足和付出的快乐，更得到了扩大自己成果的机会。

让家成为爱的港湾

忧郁的人很善于营造自己的内心世界，然后在这个世界里，让自己的意愿带着自己向无尽的黑暗不断地滑去。因为，忧郁的人往往是自我封闭的，他们不愿意和人接触，喜欢自我怜悯无谓的孤独、寂寞、哀伤。他们自以为自己和这个世界完全隔绝，明明有朋友也不愿去联系，明明有家人也觉得好像大家都不喜欢他，明明有爱情却把自己想象成被抛弃的人。封闭使人感到忧郁，而忧郁会使人越加封闭，如此恶性循环，忧郁感会越来越强。

忧郁的人常常会有这样悲观的想法：虽然我有朋友，可是朋友终有一天会离我而去；虽然我有爱人，可是谁也无法保证爱人会与我白头偕老，这种悲观的认识在忧郁者心中顽固得无法改变。即使这些都会变成现实，但至少你还有家人是你永远的依靠。当你感到自己孤独的时候，为什么不选择和家人在一起呢？那种亲情的温暖完全可以涤荡莫名的忧郁。和家人一起晚餐，就是克服孤独感的有效方式。

曾经读到过一篇文章，叫《家庭晚餐的惊人力量》。作者玛丽拉姆·威斯坦因指出：现在的社会中，有很多家庭每天的晚餐不再是固定的了。由于大家都有工作的压力和应酬，越来越多的家庭不再在同一张饭桌上吃饭了，不是分开吃，就是根本不回家。

家庭晚餐不仅仅是晚餐，它是一种每个参加者都获益的仪式，她认为："家庭晚餐很重要，因为它给孩子们可靠的接触父母的机会。它为每个人的一天提供了精神支柱和靠山。它用非语言的形式强调了家庭的重要性。它提醒孩子家在那儿，他是家庭的一部分。"

在文章的最后，她说："和家人吃普通的、平常的晚餐与 10 多岁的孩子吸毒或酗酒这些糟糕状况低的发生率和感情稳定等好的状况都有强烈相关关系。它与幼儿园孩子得到充足的学习准备也相关。经常的家庭晚餐帮助患气喘的孩子免于上医院的痛苦。它还能防止过度肥胖和饮食不规律。它有助于保持和大家庭、你的家族特点和对家族的忠诚的紧密联系。它帮助孩子和家庭更有弹性，积极地对付生活中的起伏波动和打击。当然它有助于保持足够的营养。我们在餐桌上谈论的事情还可能让我们的孩子感到更有安全感。当然一起吃饭还能教会孩子餐桌礼仪，不管是随意的还是正式的，让你接触人际关系更深层的东西。”

这些观点基于社会学和心理学的轮廓。当然，家庭晚餐不是治疗一切忧郁的万灵药，实际上只是一种方式。家庭这个机构为其成员提供了稳定感、力量和支持。正如她在结尾时说的：“尽管我写这本书对晚餐夸夸其谈，你可能已经注意到，在晚餐后面，晚餐不是真正的问题所在。晚餐只是话题的一个借口。主题实际上是家庭——建立、欣赏和维持纽带。目标是为你的亲人在根本对人类的需要漠不关心的社会上创造和巩固一个安全的地方。”

每个人都有一个家，或者曾经，或者现在，或者将来。无论什么时候，我们都要知道，自己是家的一分子，即使全世界都不再爱你了，还有家人在爱着你，给你鼓励和支持。这种爱是割不断的，即使相隔天涯海角，也一样能够感知到彼此的心跳。家，不仅是一座房子，更重要的是爱和亲情。有爱和亲情的地方就是家。

诺贝尔和平奖得主特丽莎修女曾谈起过这样一件往事：

“有一次我在街上看到一个衣衫褴褛的小女孩，大约五六岁，我把她带了回来，帮她洗了澡，并且给了她一些衣服和吃的东西。当天晚上这个孩子跑掉了。第二天我又把她找回来，可是她又一次逃跑了。

“在她接连逃跑几次以后，我让一个修女跟着她，看她往哪里跑。修女在一棵大树下找到了她，她和她的母亲、两个弟弟在一起。地上有一个破烂的棉被，她母亲正在用她在街上捡来的食物做饭。

“直到那时，我们才知道她逃跑的原因。她的母亲很爱她，而她也非常爱她的母亲。那女孩说：‘我想回家！’——那里就是她的家，因为那里有她的亲人，她要跟她的亲人在一起。跟他们在一起，她才能感觉到幸福。”

爱和亲情维系了一个家，而家则维系了一个人一生的情感。可是，一些人总把家看成是累赘和负担，甚至是坟墓。总认为自己没有取得成功，是家人没有给自己足够多的支持，是家人没有帮自己扫清前进路上的障碍，是家的存在让自己有了后顾之忧，否则自己能够取得如何如何的成功。

事实上，家从来都不是负担和累赘，因为我们从家里索取的远远大于我们对家的回报。而家对每一个成员的付出都是无私的，是不求任何回报的。或许家不能给我们想要的荣华富贵，但是能够让我们在孤独的时候找到依靠；或许家不能给我们未来的保障，但是能够让我们在需要的时候获得最强有力的支持；或许家不能给我们成功地人生，但是如果连这些都要从家中去索取，那么你的人生也就此注定了失败的结局。

家是温暖的港湾，当我们在外边奔波得累了，可以静静地靠在这个港湾里歇歇脚，吃口从小就熟悉的饭菜，哪怕是听听家人的唠叨，也是温馨亲切的。

心灵悄悄话

XIN LING QIAO QIAO HUA

家是力量的源泉，是信心的起点，是理想的开端，是永远宁静而幸福的港湾。如果你感到忧郁、不安、没有被爱的安全感，你不妨回归家庭，回到亲情当中。家人的爱和亲情会冲淡你内心消极的情感，赶走你的忧郁情绪，从而唤起内心的希望与阳光，找到积极的动力，重新面对生活。

感谢所有的一切，因为你还活着

一个忧郁的人是不懂得感恩的，因为他们的心里充满了对别人、对自己的怨恨。他们眼中看到的是自己没有得到的，却对自己已经拥有的无动于衷。

他们失败了，不知道冷静、客观地去寻找问题的症结，所以，他们体会不到“失败是成功之母”的感恩；

他们受伤了，却不知道分析受伤的原因，只是孤影自怜，把自己放在自我悲伤的情绪里，所以，他们不懂得对磨炼感恩；

他们本来已经拥有很多，却还为没有拥有更多而抱怨，所以，他们不懂得对“已有”的感恩；

他们感受到了压力，不是找到压力源，摆脱压力，或者通过提升自己来走出阴影，却总是试图推卸责任，让别人替自己承担风雨，所以，他们不懂得对责任感恩。

……

不懂得感恩的人，生活会被无尽的烦恼困扰；相反，懂得感恩的人，则会得到快乐和幸福，全世界在他面前都会是积极而充满阳光的。懂得感恩的人很少忧郁，因为感恩的心首先付出了爱，其次是一种理解和接受，最后才是感谢。这样的情感都是正面的、积极的、健康的，是一种能够驱散阴霾的阳光，能够涤荡污浊的净化剂。

感恩，是一种歌唱生活的方式，它来自对生活的热爱与希望。

2003年5月，当代科学大师霍金刚在北京科学会堂做完学术报告，一位年轻的记者向这位科学大师提出了一个十分不解的困惑：“霍金先生，卢伽雷病已经将你永久固定在轮椅上，你不认为命运让你失去很多的出路吗？您难道没有为自己已失去太多而悲伤过吗？”

霍金脸上挂着微笑，缓缓地抬起手臂，用他仅能活动的三根手指，艰难地叩击键盘后，在宽大的投影屏上，缓慢而醒目地显示出了下列几行文字——

"我的手指还能够活动，我的大脑还能思维；我有终生追求的理想，有我爱和爱我的亲人和朋友；最重要的是我还有一颗感恩的心……"

感恩让人生充满力量，同时，感恩又是一种豁达、慈悲，它来自对别人的爱和对世间一切的包容。

有一个老法师在家里打坐修行，忽然有一个强盗跑到他的家里抢东西，强盗说："把钱……"还没有说完，那老法师就说："钱放在抽屉里，自己拿吧。"强盗感觉奇怪怕有诈，就急急忙忙地跑了，邻居发现了强盗报了官，官府来问老法师："谁抢了你的东西？"法师笑笑说："没有人抢我的东西，我只是帮助了一个需要我帮助的人。"官府的人不解地走了。

这事让大家感动，就一传十，十传百，传到了这个强盗的耳朵里。强盗也为此感动了，他又来到法师家，跪在地上流着泪向法师忏悔并表达了自己的感恩之情。法师却说："我应该感恩你才对，因为你让我做了件好事。"从此，这个强盗就削发出家跟着这个法师，一直到死。

感恩是一种放下，放下心灵的重负，心才能跳动得更有节律。否则，承载太多的心是感受不到生命的本真的。

一个人因为长期忧郁，导致身体出现了严重的问题，在床上躺了几个月后，对生活失去了信心。他抱怨自己拼搏大半生创造的百万财富竟然不能挽回自己的生命，甚至无法减轻自己的病痛，要这些财富有什么用呢？后来有一个医术高明的医生给他诊断后，向他推荐了一种药物，估计有5个疗程就会治愈他的病。但这种药物不仅价格昂贵，而且国内没有，需要到国外购买。病人对医生的话喜出望外，立即决定派人到国外如数购买这种药。

他知道，这时救命才是最重要的，钱财乃身外之物。他甘愿用自己大半生积累的财富换取后半生的健康！

他的病情开始好转时，他感到这个世界是那么的美好，他感谢医生，感谢苍天，感谢这个世界上所有的人，他还能活下去！他感到自己的生活立刻充满了阳光。

随后，他按照医嘱每天按时服药，没想到仅仅吃了两个疗程他的病就痊愈了。病好了，他却再也高兴不起来，看着剩下的那些药，他开始心疼。他抱怨医生让他买了这么多昂贵的药，白白损失了他一大笔钱。

医生说，早知道你这么爱抱怨，上帝就不该让你这么快好起来！真的如医生所言，抱怨吞噬了他因为感恩而有的快乐，很快，本已痊愈的病又找上了他，这次他的药又派上了用场，一点也没有浪费。这时他才明白，比起生病，浪费一些药钱是多么的微不足道，自己原来的“不幸”正是一种“幸运”呀！

其实，一个人要获得快乐和健康，让生活更有意义，首先就要感谢自己已经拥有的一切，包括失败和烦恼，因为，正是这些已经拥有的才给了一个人完整的“现在”。

如果一个人能明白这一点，那么感恩将带给他无尽的快乐和幸福。反过来，乐观的人总是对生活怀有一颗感恩之心。即使遇上再大的灾难，他们都不会抱怨生命，反而会觉得自己的心更加富有，这种积极的力量总是能让他们熬过命运的寒冬。因为，人有了感恩之情，就更加能感受到自己拥有的很多，满足感会让生命得到滋润，并时时闪烁纯净的光芒。

感恩，让人们保持了冷静和积极向上的力量，以及宽容等优秀的品质；感恩，使人们在失败时看到差距，在不幸时得到慰藉、获得温暖，激发人们挑战困难的勇气，进而获取前进的动力——你只需换一个角度去看待人生的失意与不幸，就能使自己永远保持健康的心态、完美的人格和进取的信念。

学会感恩，不是去效仿精彩纷呈的感恩话语或泪流如注的激情表达，而是学会在匆忙的人生路上驻足回首，学会积蓄生命中爱的能量，学会与他人进行心与心的沟通，学会时刻提醒自己与世界的真实联系。

感恩不是单纯的一种情感表达，而是生命能量的一种积蓄，以及对他人对万物的一种尊重。在男女之爱中，因为对方的爱慕，让你感受到生活的美好，爱给生命注入了巨大的能量；因为感受到对方的爱，进而学会发现自己、珍视自己，由此生发出的感激之情延伸和扩展到整个世界，这种感激的力量自然注入生命之中，快速地转化为巨大的推动力。

感恩是情感的保鲜剂、防腐剂，怀着感恩之心与亲人、友人和爱人进行沟通，误解、不满随时可化解，因为感恩之心让每个人学会双向观察，既观察对方，也观察自己；既观察外在的自我，也观察内心的自我。在多角度的观察中能学会随时变换角度，发现和审视自己的思想情感，保持生命在自变中不断有新鲜的感受和体验，使情感不会腐烂和变质。

在“感恩”的关系中不会繁衍出恨，也不会让情感发霉，原因是感恩让每个人学会了储存快乐、积极的信息，记住别人给予的好处，感恩本身就像具有杀毒功能，把人与人之间可能随时储存的各种负面信息快速删除。

感谢所有的一切，因为你还活着。

心灵悄悄话
XIN LING QIAO QIAO HUA

不懂得感恩的人，生活会被无尽的烦恼困扰；相反，懂得感恩的人，则会得到快乐和幸福，全世界在他面前都会是积极而充满阳光的。懂得感恩的人很少忧郁，因为感恩的心首先付出了爱，其次是一种理解和接受，最后才是感谢。这样的情感都是正面的、积极的、健康的，是一种能够驱散阴霾的阳光，能够涤荡污浊的净化剂。